金氏五行升降

学中医如此简单

金超杰 编

中国出版集团有限公司

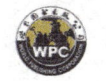
世界图书出版公司
西安　北京　上海　广州

图书在版编目（CIP）数据

图解金氏五行升降 / 金超杰编. -- 西安：世界图书出版西安有限公司，2025.4（2025.6重印）．
ISBN 978-7-5232-2113-6

Ⅰ．R226-64

中国国家版本馆CIP数据核字第2025502K2A号

图解金氏五行升降

编　　者	金超杰
策划编辑	赵亚强
责任编辑	符　鑫　赵亚强
美术编辑	吴　彤
装帧设计	张明村
出版发行	世界图书出版西安有限公司
地　　址	西安市雁塔区曲江新区汇新路355号
邮　　编	710061
电　　话	029-87233647（市场营销部）
	029-87234767（总编室）
网　　址	http://www.wpcxa.com
邮　　箱	xast@wpcxa.com
经　　销	新华书店
印　　刷	小森印刷霸州有限公司
开　　本	710mm×1000mm　1/16
印　　张	10.25
字　　数	205千字
版　　次	2025年4月第1版
印　　次	2025年6月第3次印刷
书　　号	ISBN 978-7-5232-2113-6
定　　价	49.80元

版权所有　翻印必究
（如有印装错误，请与出版社联系）

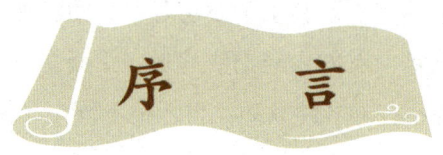

余行医六十余载,历经寒暑,遍历临床,深知中医之学博大精深,不可断也。常思中医传承之要,一在理法精深,二在化繁为简,三在惠及民众。金超杰先生所著的《图解金氏五行升降》一书,展卷读之,深感其学理深厚,见解独到,于中医传承与创新之间独辟蹊径,实乃杏林之幸事。本书学理通透,语言鲜活,雅俗共赏,欣喜之余,愿为之荐。

中医之根基,在阴阳五行。《黄帝内经》云:"五行者,金木水火土也,更贵更贱,以知生死,以决成败。"然五行之学,非止生克之论,更贵在升降出入之机。金氏此书,以"五行升降"为枢机,将天地之气化、人体之气血、脏腑之功能融为一体,可谓深得《内经》之要。书中以五行升降为纲,详述肝升肺降,心肾交泰,脾胃斡旋之理,将传统五行学说与气机运行紧密结合,既承古训,又发新声,此论于当今中医界,尤显珍贵。多因今人重病位而轻病机,重方药而轻气化,此书正可以弥补其不足。

金氏论疾,不囿于表象。其言"百病皆生于气机升降之逆乱",可谓一语中的。书中以五行升降失调为疾病之根,剖析外感内伤、虚实寒热,皆归本于气机之滞、升降之逆。书中以日常所见之头晕、腹胀、失眠、乏力等症为例,抽丝剥茧,示人以"见病知源"之法,使读者顿觉中医理论非玄奥空谈,实乃贴近生活之智慧。

金氏诊法,独具匠心。其脉诊重察寸关尺之浮沉滑涩以辨气机升降,舌诊观苔色分布以察脏腑寒热,尤重问诊中患者饮食二便、寒热喜恶等生活细节,与《伤寒论》"平脉辨证"之法一脉相承。至于用药,更见功力。书中详解百余味常用中药,不循常法以归经功效罗列,而独以"升、降、浮、沉"四气为纲。如黄芪非独补气,更主升提中焦清气;枇杷叶非仅止咳,实能降肺胃逆气。此等药解,令学者耳目一新,尤适临床医家参酌。

全书诸多案例，涵盖人生各阶段。有小儿夜啼如"春苗遇寒风"（胆气不升），以蝉蜕、钩藤轻调气机；有学子健忘若"秋池淤泥沙"（清阳不升），取石菖蒲、远志升窍醒神；有妇人经期头痛似"雷雨塞穹窿"（气血逆乱），用川芎、玫瑰疏肝降浊；有老者膝软如"朽木根不固"（肾气失升），施杜仲、牛膝引气归元。

　　中医典籍浩如烟海，然今人常畏其艰深，望而却步。金氏此书，独辟蹊径，以"说家常话，讲天下理"为旨。书中论五行升降，不执拗于术语堆砌，反以"天地如大锅，人身似小灶""肝气如春芽，肺气似秋收"等譬喻，将抽象气化之理化作生活场景。少年读之，可悟自然之道；中年阅之，能解身心之困；老者品之，尤得养生之趣。如此深入浅出，非但医者可参，百姓读之亦能悟养生之道，可谓"一家藏书，三代受益"。

　　《图解金氏五行升降》一书，理法方药俱全，案例鲜活可鉴，上可启专业医者之思，下可导百姓养生之径，字里行间皆是对中医真谛的求索。愿此书广为流传，滋养千家万户。

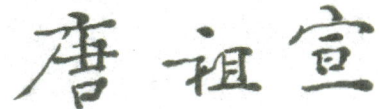

2025 年 3 月 10 日

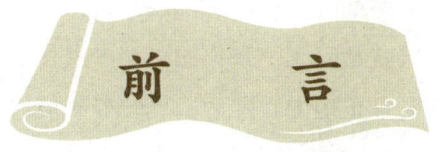

关于金氏五行升降中医名字的说明

有的老师认为我创造了一个新的中医门派,叫金氏五行升降中医。其实这是一种误解,就像我叫金超杰一样,只是个名字而已!我经常讲我没有创造任何新的理论,没有发现任何一个新的穴位。我讲的医理和用的穴位全部都是老祖宗留下来的,我只是把"之乎者也"的语言变成了大白话,把"玄而又玄、难而又难"的医理生活化。把那些医理变成普通老百姓能够看懂的东西,而且得了病或者哪里不舒服就知道是哪个脏腑出现了问题,并且见病知根,不误诊,不乱治,可以做到"急则治其标,缓解症状;缓则治其本,以除其根"。这样一来,小病小灾不去医院,在家自己就可以调理,并且自己日常生活中就能知道怎样做身体才会更加健康。这样就把中医智慧潜移默化地运用在日常生活中,老百姓会越来越健康,体质会越来越好。这样就真正做到了人人懂中医,大病不找医生,在家做保健,不用去医院!

艰难的中医传播路上得遇贵人

我是一名生在农村、长在农村、工作在农村的基层医务工作者。在乡镇卫生院历任医生、副院长、院长,全程参与了国家健康扶贫,曾把贫困户专用病房改名为"爱心病房",受到相关领导的认可,并推向全国。我将爱心病房的物品配置成国标,全国健康扶贫检查作为必查的项目。因此,我也成为柘城卫生健康系统"特殊贡献奖"获得者。

深夜细思,为什么这么多人得病?为什么这么多人因病返贫?经分析还是不良生活方式所引起的。如熬夜,贪凉,过食生凉水果、冷饮,过度输液,抗生素滥用,牛奶服用时间不对,晚饭吃得过饱过晚,晚上热水泡脚,晚上过度锻炼,晚上喝浓茶,等等。这些不良生活习惯加重了寒湿,造成升降不顺畅而引起多种疾病。不是老百姓不想健康,而是他们不知道该听谁的。如有的专家

说每天要喝8杯水，不渴也要喝，有的专家说喝水多了容易伤肾，那么到底哪个专家说得对呢？其实当你懂了中医就明白了。

人活一口气，这口气就是阳气。那你的一切衣食住行，只要不损伤阳气，能够让阳气顺畅地运行就是正确的。因为阳气旺盛就健康长寿，阳虚则生病短寿。阳虚就会引起寒湿，寒湿是万病之源。为了把这个道理让更多的人知道，更多的人受益，我从2020年开始多渠道传播中医，如办讲座、做直播、做短视频等。由于我工作的单位不是三甲医院，各平台的账号不是被限流，就是被封号。在这种情况下，我一直坚持着，就是为了更好地传播中医。

2023年2月18日至19日，我开办了第一期金氏五行升降中医线下班，免收学费，管吃管住，没有任何商业活动。当时有40多名学员参加培训，近30名学员是"粉丝"，吃了我免费开的方子，治好了病，纷纷带着家乡特产来看我；只有10多名学员是中医从业者。这次活动忙了好几天，花了四万多元，最后传播中医的效果不太理想。

正当我犹豫不决，不知道该坚持还是放弃时，我传播中医的贵人——中域教育集团董事长李腾飞先生出现了。李腾飞先生非常看好金氏五行升降中医，认为它一听就懂，一学就会，一用就灵，适合大力推广，可让更多的中国人受益。在公司的大力推广下，金氏五行升降中医在不到十个月的时间，报名学习学员超万人。授课内容受到广大学员的一致好评！把金氏五行升降中医推广到全国，让所有中国人都能够看懂中医，会用中医，受益于中医，让他们增强体质，减少疾病是我的心愿。真诚感谢李腾飞先生，您不但是我的贵人，也是中医的贵人，更是所有受益者的贵人。

于河南柘城

2025年4月

目 录

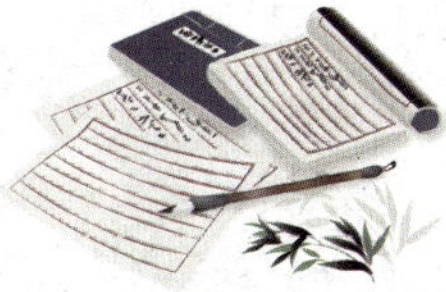

第一章　中医的学习 …………………… 1

一、学习中医难不难？ ………………………… 1
二、中医难学的原因是什么？ ………………… 1
三、如何快速有效地学好中医？ ……………… 5

第二章　走近金氏五行升降中医 ………… 7

一、什么是金氏五行升降中医？ ……………… 7
二、金氏五行升降中医特别重视和强调的三个观点 …… 8
三、金氏五行升降中医理论来源于哪里？ …… 11

第三章　如何认识阴阳、五行和升降 ……… 16

一、阴阳 ………………………………………… 16
二、五行 ………………………………………… 19
三、升降出入 …………………………………… 26

第四章　重新认识疾病 ················· 32

一、我们要如何看待疾病？ ················· 32
二、为什么寒湿乃万病之源？ ··············· 34
三、导致人生病的因素有哪些？ ············· 38

第五章　金氏升降诊法 ················· 41

一、金氏升降诊法有哪些？ ················· 41
二、脉诊 ································· 43
三、舌诊 ································· 45
四、眼诊 ································· 58
五、面诊 ································· 60
六、脏腑气机升降诊断 ····················· 66

第六章　金氏五行升降针灸 ············· 75

一、针刺 ································· 75
二、艾灸 ································· 79

第七章　金氏五行常用中药及解析 ······· 81

一、药性 ································· 81
二、常用中药药性浅释 ····················· 83

第八章　各疾病分析 ··················· 92

一、消化系统（胃肠）疾病……………………………… 92

二、肝胆系统疾病………………………………………… 99

三、心脑血管系统疾病…………………………………… 104

四、肺部呼吸系统疾病…………………………………… 109

五、肾系疾病……………………………………………… 116

六、男性生殖泌尿系统疾病……………………………… 121

七、妇科疾病……………………………………………… 125

八、皮肤病………………………………………………… 134

九、血液代谢系统疾病…………………………………… 141

十、骨关节疾病…………………………………………… 147

十一、精神类疾病………………………………………… 149

 **第九章　各脏腑用药**…………………………… **151**

第一章
中医的学习

一、学习中医难不难？

谈到学习中医，很多人都会问，学习中医到底难不难。相信很多学习中医的朋友都有自己的答案。俗话说："秀才学医，笼中捉鸡。"意思是古代的秀才学习中医是相当容易的。可我们这个时代的很多人，无论是自学还是上中医院校，其实想学好中医并不容易。

相信很多学习中医的同学有过这样的经历，明明读过不少中医书籍、听过不少中医名家讲课，但是对中医的辨证开方仍然云里雾里，不明白到底是什么证、用什么方、加什么药，不得其要。每一套理论体系都有其道理，但是这些理论知识之间的关联很少。它们像一盘散沙般停留在头脑里无法得到灵活应用，进而导致学习者只会机械、死板地套方。在这种社会环境下，很多学习中医的同学由于没有好的中医老师指点，慢慢地迷失在知识的海洋里，一步一步丧失学习中医的信心。

作为一名有使命感的中医传播者，上述经历我感同身受。我曾经穿梭于多种中医体系和派系之间探求医理，体验过付出多年却求而不得的那种迷茫与困扰。今天有幸站在古圣先贤的肩膀上摸索到一些学习中医的方法，明白了想要学好中医，就必须从"道""法""术"三个层面具体学习，这样才能从根本上达到认识中医、掌握中医以及到最后运用中医去治病救人的目的。

二、中医难学的原因是什么？

1. 不明白"道""法""术"之间的关系

道家思想认为："有道无术，术尚可求，有术无道，止于术。"庄子说："以道驭术，术必成；离道之术，术必衰。"这里说的"道"和"术"是哲学层面的意思。我们中医里面说的"道"即我经常强调的医学原理、疾病产生的源头，以及辨证中的证所代表的核心意义。"法"就是在医理的指导下产生的治病法则，如温阳、祛湿、利水等，是治病的方向。有句话说"方向不对，努力白费"，法就是这里面的方向。"术"就是我们很多人急于治疗某个疾病时所追求的方子、针法以及艾灸。意思是说，当你明白了医理之后，在医理的指导之下，治法和方子就轻易地都出来了，如果你暂时还没有找到正确的方法，那这个方法是可以在不断实践中摸索出来的。但是如果你只是一味地去追求某个病症所对应的方子，那么你可能在这一类病症的治疗上取得某些成就。当然，这种成就也止于此而已，你想再取得更进一步的成就，就比较困难了，因为你不懂医理，也不知道医理所能推导出来的治法有千千万万的不同。

古代的儒生是学习四书五经出身的，他们从小就接触传统理论所说的一些通用的道理，如"气一元论""天人合一"等思想。他们是明"道"的，所以能融会贯通、举一反三，所以他们学习中医很容易。我们现代人不明白什么是"道"与"法"，以及它们之间的关系，只是单纯从"术"的层面下功夫，所以越学越多，越学越困扰。简单来说，是我们学习中医的方向出现了问题。

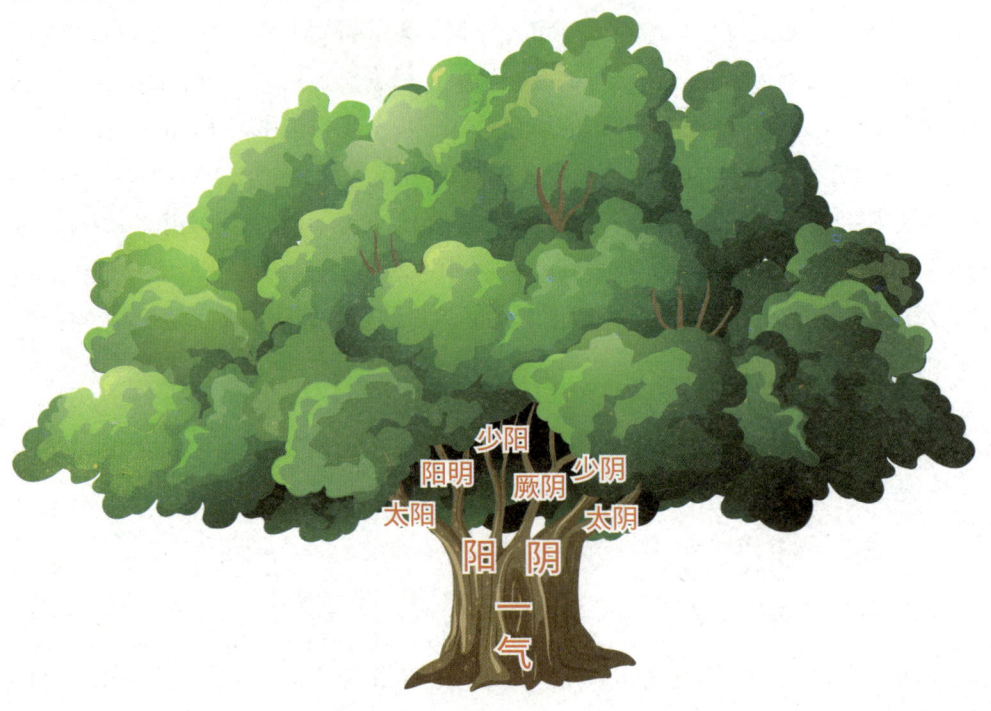

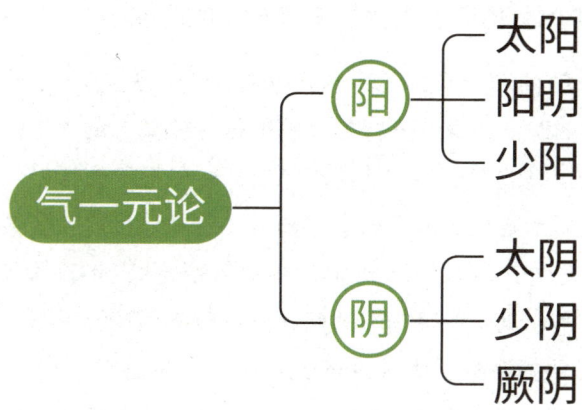

　　中医就像一棵五千多岁的参天大树，这棵大树包含树干、树杈和树叶。这棵大树的主干是"气机"，主干往上发展出的两个大树杈是"阴阳"，大树杈往上发展出的六个小树杈是"六经"，分别为太阳、阳明、少阳、太阴、少阴、厥阴。小树杈再往上发展就是数以万计的小树叶。这千千万万的小树叶就是人体错综复杂的疾病症状，就是中医体系的大框架。

　　《道德经》云："道生一，一生二，二生三，三生万物。"金氏五行升降中医认为"道生一"里面的"一"是指"气"，这个"气"源于对天地万物运动变化规律的观察；"一生二"指的是气的运动变化生出"阴与阳"的不同；"二生三"中的"三"其实是指阴阳和合不断运动变化生出六经三阴三阳；"三生万物"指的是人体千千万万、错综复杂的症状表现。金氏五行升降中医将"道"比喻成树干，"法"就是分出的树杈，"术"就是千千万万的树叶。

　　我们学习中医的过程就是探索这棵中医大树。如果一开始就从树叶开始探索，枝枝叶叶地一个个去学习，甚至深入去研究，那么哪怕努力探索多年也依旧摸不着头脑，因为枝叶太多了，多到你一辈子也学不完，这是在"术"与"法"的层面下功夫的必然结果。如果你选择从大树的树根、树干上探索，那么很快就可以驾驭一整套中医体系，因为你学习的是"道"，大道至简，这就是"道"理，这就是宇宙的客观规律，同样也是我们中医认识人体、认识疾病的规律。

　　有句话叫"知常达变""以常衡变"，意思就是用正常的情况去推测出现异常之后会有哪些不正常的表现，这就要求你需要知道什么状态下是正常的，那么出现异常的时候，你就能轻易判断出来，从而找到原因所在。

2. 现代院校中医教育存在西化、失传承化的弊端

"中医西化"的倾向一直都是中医药院校和中医医院不可避免的话题，学生在中医药院校学习的时候，课程安排是西医的培养模式。到了工作的时候，在中医医院看病，仍然以西医的那一套方法给患者看病：先把检查都做一遍，然后开一堆中成药或西药，最后形式主义地开一个中药方，这就是目前大多数中医院校及中医医院看病的现状。另外，从教师情况看，中医药院校的青年教师普遍存在中医功底欠缺，重科研轻教学，重实验轻临床的问题，这些都不利于中医人才的培养。

作为中医药发展的基础，人才培养已成为其中的关键。中医药院校人才培养的"西化"倾向，即西医课程占一半或一半以上已是多年来普遍实行的培养方案。过分推崇现代科学方法和指标导向，忽视了中医本体的特殊性，往往使研究流于形式。主要原因之一是学生学习中医的时间太少。以五年制本科为例，学生大约三分之一的时间学习英语、政治、体育等公共课，三分之一的时间上西医课，只有三分之一的时间是在学中医，加之第五学年考研升学以及找工作的影响，学习中医课程的时间最多不会超过一年半。

临床实习转科几乎都是在走过场，师父带教传承教育的缺失，没有专门针对中医望、闻、问、切四诊合参去辨证用方加减的传承式学习，可以想象，在如此短的时间内，如何能培养出一名高水平的中医师？

3. 虽能识阴阳，却不明标本

中医药院校在学生入学第二学期开始进行中医诊断学的学习，八纲辨证、脏腑辨证、三焦辨证、卫气营血辨证都学了，阴阳属于八纲辨证里面的总纲领，是最先学习到的内容，不能说这部分的内容他们一定很熟悉，但起码是能比较好掌握的理论内容。然而，绝大部分中医院校毕业的学生，甚至是在三甲级别的中医院工作的医生，很多也没能明白如何真正辨别标与本的区别。

《黄帝内经》有言："知标本者，万举万当，不知标本者，是谓妄行。"如果能透彻地认识疾病的标和本，以及疾病的先后、轻重、缓急，治疗时就能屡治屡效，万无一失；如果不懂得标本的道理，治疗时必然是盲目错乱的。

金氏五行升降理论认为人健康长寿，主要是靠人身之阳气维持。在科学技术尚不发达的古代，人们日出而作，日落而息。只有上流人家才有机会在酷暑季节使用冰块，其他基本都是顺应自然的规律，春夏养阳，秋冬养阴，病了也只是抓中药

调理，基本没有损伤阳气的习惯。反观现代人，太过贪凉，过度输液，滥用抗生素，熬夜致阳不入阴、阳气耗伤，思虑过多，房劳过度，晚餐过饱、过于丰盛，夜间高强度锻炼等，这些不良的生活方式都是损伤阳气的行为，而这些不良习惯大多是从小形成的。所以很多人还觉得现在的小孩还是钱乙时的"纯阳之体"，这都是盲目的教条主义，不懂得变通，没有考虑现代和古代生活习惯的不同造成的差异，这其实也是标本的含义之一。生活习惯在很大程度上影响着我们人体的生理功能和发病情况。

三、如何快速有效地学好中医？

"知其要者，一言而终，不知其要，流散无穷。"金氏五行升降中医从"道""法""术"三个层面讲清楚了人为什么会得病，得病之后如何去辨证，辨证之后如何用方、扎针甚至是推拿按摩，而且这种治疗是在不伤害你自身的情况下从根本上祛除病根。

1. 从"道"的层面学习，以道明法，以法统术

在理论上，金氏五行升降中医以中医大树的树干为出发点，架构起"以道明法，以法统术"的中医学习体系。无论是"中医小白"还是从业者，都能从根本上了解理、法、方、药体系，从而让每个学习金氏五行升降中医的人获得"纸上明了，胸中雪亮"的效果。医理一明，那么在临证处方时就能做到千病万病归为两个疾病，千方万方离不开基础方，穴位众多，不离升降之理！

2. 辨证只归类为升和降的不好

在辨证上，金氏五行升降中医采用四种辨证升降不好的方法，简单易懂且辨证用药后疗效明确，并以此来判断升降哪方面不好。根据人体气机运转规律将千病万病总结概括为两个病：一个左升不好的病，一个右降不好的病。当左升不好时，就加强左升的动力；当右降不好时，就加强右降的力量，使升降通道重新恢复正常。

3. 治疗上最终都指向基础方加减

在治疗上，金氏五行升降中医将千方万方融合为一个方，即金氏基础方；从

人体几百个穴位精选两个升降大穴,即左侧三阴交和右侧足三里。治疗时本着"急则治其标而不损本,缓则治其本而去根"的原则,帮助人体恢复正常的气机升降。当人体气机升降恢复正常时,一气周流通畅无阻,身体自然就会恢复正常,疾病自然就会消失。

4. 独创金氏升降针法及万能针法,针药结合,以期除根

金氏五行升降中医理论认为,胃是人体最大的降机,脾是人体左升的关键通道,脾胃之气一升一降,是气机升降的枢纽,亦是人体气机周流、升降过程的中心环节。如果中焦脾胃气机升降不顺畅,那必定会引起左升右降以及气机的全身周流异常,产生不同的病症。金氏升降针法通过取胃经下合穴足三里逆时针泻法,使得气机往下走以通调胃降;取三阴交,为肝、脾、肾三经的交会穴,肝脾肾均宜升提为主,用补法使气机上升。脾胃气机升降顺畅,很多问题就能迎刃而解。万能针法取天、地、人三才对应人体不同的穴位,以沟通自然与人体的气机交汇、通调中气,达到全身调理的作用。针药配合,以期治病除根。当然,这个过程可能会比较漫长,也可能因人而异,起码能做到治疗的方向不出问题,不会南辕北辙,离我们追求的目标越来越远。

第二章
走近金氏五行升降中医

一、什么是金氏五行升降中医？

正如开头所说的，我并没有创造一个新的中医门派，所有的理论都源自我们的先辈，所用的包括中药、针灸、穴位和手法都来源于老祖宗的智慧，所以金氏五行升降中医并不是新创立的学派或门派，只是一个代号和名称而已。但既然叫金氏五行升降中医，那肯定还是有自身的特色和特点的，那我们金氏五行升降中医具体有什么特点呢？

1. 一听就懂

首先，金氏五行升降中医用生活化的语言让你很容易就能听懂中医。大家都知道学中医要学四大经典（《黄帝内经》《神农本草经》《伤寒论》《难经》），里面的语言都是"之乎者也，难之又难"。而且大家知道，纸张发明以前，我们中国文字的传承主要靠的是竹简，那么这些经典都是刻在竹子上的，第一是刻的时候麻烦又费力，第二是出去游学的时候不方便携带，因此古人把话语简化到极致，这样一来就导致经典著作晦涩难懂，不容易理解。金氏五行升降中医是用现代生活化的语言进行讲解，能让你听懂，首先解决了你想学但听不懂、理解不了这个难题。

2. 一学就会

其次，在日常生活劳作的过程中让你明医理。很多讲中医的老师在讲解医理的时候，摇头晃脑地大讲一通，讲完之后，底下听课的人全睡着了，没几个能理解的。金氏五行升降中医的医理讲解较生活化，就是运用我们日常生活劳作的方式讲解，像洗衣做饭、刷锅、刷盘子一样简单，让你在日常生活劳动中领悟中医的医理。这就是我所提倡的，中医来源于生活，你只要会生活，就会中医。所以我经常说，如果你的孩子出生在城市，建议你多带孩子到乡下接触自然，感受自然，这样孩子长大之后就会比别的孩子更能理解我们传统的很多道理和感悟。要多接近自然，在自然中感受中医、理解中医、运用中医。

3. 一用就灵

总之，金氏五行升降中医以天人合一为核心，以人体脏腑功能为生理基础，以气一元论、阴阳学说、五行学说为说理工具，研究疾病的发生发展规律和诊断治疗方法，以气机升降出入为切入点，把人体所有疾病概括总结为两类病：一类左升（出）不好的病，一类右降（入）不好的病。治疗上只用一个方子，两个穴位。并且经过近十万人次的临床试验，效果非常明显。

金氏五行升降中医真正做到了诊断标准化、治病规范化、效果可量化，其简单易学、易懂、易上手，适合所有想学习、了解中医的朋友！

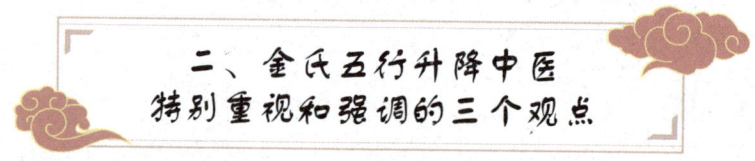

二、金氏五行升降中医特别重视和强调的三个观点

1. 要有中医思维，这是一名真正的中医必须具备的思维

我无论在哪里都强调要有中医思维。为什么要讲中医思维呢？因为在我看来，你是不是一位真正的中医，就看你是不是具有中医思维。大家都知道，现在有中医思维的人越来越少。2017年，国家卫生健康委进行调研的时候发现全中国具有中医思维的人不到三千人，其中以老年中医为主，而这些老年中医群体随着时间的流逝，再加上三年疫情，到现在还能坐诊的，还能去讲课传播中医的，也就一千多人。全国几千个县，两三个县才有1名具有中医思维的中医大夫。所以说，在这个时候，你有了中医思维，那你就已经超过全国80%甚至90%的中医专家和教授了。为什么呢？因为中医思维在当前的中医药院校是培养不出来的。不是说学生不够优秀，而是教学大纲出了问题。教师授课时要遵循教学大纲来讲，如果你不按照大纲来学习，那你学完之后考试是不及格的，老师不按照大纲教学，那么你评职称的时候就没有资格评职称，没有机会晋升，形成一系列恶性循环。而大纲是什么？是严重西化的

东西，模式化套用，千篇一律的模式培养出来的能有多少具备中医思维的学生，他们毕业之后虽能从事中医相关的工作，但作为中医大夫能凭空生出中医思维吗？这是非常值得思考和反思的问题。

那么到底什么是中医思维？有中医思维的人和没有中医思维的人有什么区别？我在此简要地说一下。举一个例子，一个病，有中医思维的人和没有中医思维的人分别是怎么看的。大家都知道，患鼻炎的人非常多，主要是因为鼻炎的发病率高，同时能把鼻炎治好的人太少，这就造成了鼻炎患者越来越多。

按照西医的观点来说，鼻炎的病位在鼻子，那么你的治疗就在鼻子上，要么就是抹药、涂药、上药，要么就是吃药。这个时候，你治的是鼻子，当时可能有效，但时间一长，有可能越治越严重，而且经常复发，不能去根。那是什么原因呢？因为把病和病位定在鼻子上，这是西医。如果没有中医思维的中医大夫，也是这样治的，把病和病位定在鼻子上。

而具备中医思维的人会怎么看呢？肺开窍于鼻，鼻子的病变和肺有着密切的关系，我们经常在课本上见，也经常听专家讲，这个"肺开窍于鼻"到底怎么回事，如何理解呢？

我给大家举个例子：在农村，我们以前烧火做饭用的不是现在的液化气，也不是烧煤，烧的是柴火，在厨房里面支个大锅，里面会有烟囱往外排烟。这个时候，肺就相当于我们的大锅，烟囱就像鼻子，就是我们肺的窍。烟囱冒烟了，就像鼻子有问题，出现了鼻炎的症状。也就是说，如果烧火的时候柴火比较湿，或柴火放得太多，那灶台里面的火不能充分燃烧，这个时候烟囱就会冒黑烟。就像肺开窍于鼻，鼻子出现了问题。当烟囱冒了黑烟时，你会认为是烟囱出现了问题，于是爬上去解决烟囱的问题，无论是通烟囱还是修烟囱，只要有一点儿生活常识的人都会认为你非常可笑。因为大家都知道，烟囱无论是出黑烟、白烟，还是火苗，取决于烧火的这口锅，而这么可笑的事天天都在发生。就好比鼻炎和烟囱的问题，大家都不认为是肺的问题，是锅的问题，而认为是鼻子和烟囱的问题，但根本的原因在于柴火的湿和多的问题，另外还有往灶里面添柴火的人也是问题的关键。

所以这个时候不要把问题归结在锅上，其实是烧火的人不行，有经验的烧火人都知道刚开始的时候，要把那些松软的、比较干燥的柴火放到灶里，把灶引旺、烧旺，这个时候就算你把少量湿柴火放进灶里也不会出现什么问题。如果一上来就把湿的柴火和粗的柴火放进去，那么它的烟囱肯定会冒黑烟。肺主肃降，如果肺气

不降，肺气上逆就会引起打喷嚏，肺不肃降，水液停聚就会流鼻涕。鼻炎所有的症状都是因为肺不肃降所引起的，为什么肺不降呢？是因为肺往下降的通路堵了，那是谁堵了它的通路呢？这个留着我们后续再说。总之一句话，鼻炎的病根在下，在肾阳虚上。治疗时，急性发作期的时候以降肺降胃为主，缓解期则以补脾补肾为主，降肺降胃为辅。这样就能除根，彻底解决鼻炎的问题。这就是中医思维，治病的时候不但能治病而且能除根，不但能除根，而且你的正气、抵抗力、免疫力会越来越好，这才是真正的中医思维。所以有中医思维和没有中医思维的人看病是不一样的。

2. 要有识标本的能力，这是远期效果好的关键

《黄帝内经》有言："知标本者，万举万当，不知标本者，是谓妄行。"什么意思呢？有识标本能力的人能做到万无一失，如果你不识标本，那么你所有的治疗方法都是错误的。有人说，你说的是不是有点儿绝对啊！我给你举个例子，你就能瞬间明白，比如，你家在东边，给你个定位、导航，无论你是坐飞机、坐高铁还是开汽车，甚至是骑自行车或步行，只要你的方向对了，你往前一步就是离家近了一步。如果你家在东边，但是我给你指错了方向，让你往西边走，你往错误的方向走，无论怎么走，你每走一步都离家远了一步。这就是方向不对，努力白费。这就是要有识标本能力的原因，这一点非常关键。不识标本，那治病的时候就会治标损本。

3. 树立新的疾病观，改变由痛恨疾病到感谢疾病的观念

大家都知道，得病之后是非常痛苦的，包括身体和心理上都在受折磨，觉得自己倒霉，身体不好，不舒服，认为疾病都是来折磨自己的，认为病是我们的敌人，因此痛恨病，想把病彻底解决。但是我要给大家提一个新的观点，就是如果这个病不是要你命的，那么你要感谢它。其实我们99%以上的疾病，都不是要命的，比如鼻炎、咽炎、中耳炎、胃炎、胆囊炎等，这些病其实都是给你通风报信的。比如，患鼻炎时，明白人就能找到肾阳虚和寒湿，那么你就会去解决肾阳虚和寒湿的问题，这就叫标本兼治，叫彻底解决。如果你不是一个明白人，这个时候你只看到了鼻炎给你造成的痛苦。

另外，大家有没有发现，现在越来越多的人都是一体多病的人，病越治越多，一个人有5～6个病都是基本的，我见过最多的一个人把身体上的毛病写了满满3页A4纸。其实这些症状和疾病全部直指一个问题，那就是肾水的寒，升降得不顺畅。

这个时候，如果你一个病一个病去治，那就麻烦了。这种情况说明你的身体早就出现了问题，而你自己没有引起重视，而只是一个一个消除症状，也就是头痛医头，脚痛医脚。当你有了新的疾病观，认为出现疾病的症状是来给你通风报信的，运用中医思维，层层分析，然后急则治其标而不损本，缓则治其本而除根。这才是真正的治本之法。

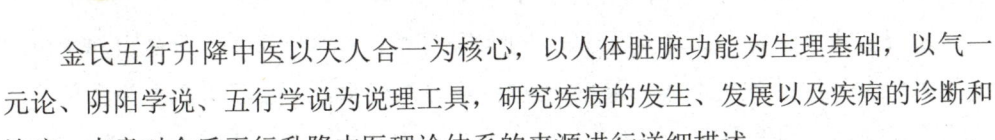

三、金氏五行升降中医理论来源于哪里？

金氏五行升降中医以天人合一为核心，以人体脏腑功能为生理基础，以气一元论、阴阳学说、五行学说为说理工具，研究疾病的发生、发展以及疾病的诊断和治疗。本章对金氏五行升降中医理论体系的来源进行详细描述。

1. 源于《黄帝内经》的"天人合一"观念

《黄帝内经》曰："人以天地之气生，四时之法成。"《四圣心源》也有提到"昔在黄帝，咨于岐伯，作《内经》以究天人之奥。其言曰：善言天者，必有验于人。然则善言人者，必有验于天矣。天人一也，未识天道，焉知人理"！这句话阐述了古人天人合一的思想。人生于自然之中，人与自然同气同理，人的运行规律与自然的运行规律是一样的。如果人的运行步调与自然的运行步调保持一致，则人健康无病；如果出现了人的运行步调与自然的运行步调不一致的现象，则人很容易生病。如果自然的运行出现了问题，比如出现暖冬、极端天气，这时候比拼的就是人自身的免疫力，如果此时人的正气不足，则人就会跟着自然一起生病。如果人的正气足，则可以抵抗住外邪并保持身体健康，所谓"正气足、百病除"说的就是这个道理。

大自然中有一个很神奇的现象：许多植物不开花的时候都不开花，需要开花的时候一夜之间各种植物的花都开了，花草树木好像约定好了开花时间一样。还有就是，所有的冬眠动物在冬季每天都藏在地下的洞里睡大觉，当春天惊蛰过后，它们会不约而同地醒来进行觅食。这些动植物是如何约定好在同一时间做同一件事情的呢？其实这一切都是自然之气的作用，自然之气时时刻刻影响着万物，万物之气的运转时刻与自然之气的运转保持一致。

人类作为自然万物中的一部分，人体之气与自然之气息息相通。自然的运转变化时刻影响着人体之气的运转，人体之气的运转时刻与自然之气的运转保持一致。如果把大自然比作大海，那么人体就好像大海中的一滴水，这滴水的成分与大海是一样的。

2. 源于天地万物之"道"

《道德经》曰："有物混成，先天地生，寂兮寥兮，独立而不改，周行而不殆，可以为天地母。吾不知其名，字之曰道，强为之，名曰大。"这句话的大概意思是：有一个规律在天与地还没有出现的时候就存在了。它寂寂无声且广阔无形，周而复始地运行着，独立长存且永不停息，我不知道给它取什么名字，因为它是没办法用语言完整描述出来的，只能牵强给这个规律取名"道"。

从时间的角度看，古人认为时间是重复循环的，一个甲子六十年是自然规律，一年4个季节是自然规律，一天24小时也是自然规律。一个甲子六十年太长了，这里不多探讨。四季周转一圈就是一年，一年的自然规律是春生、夏长、秋收、冬藏、春生，就这样往复循环。一天的自然规律是早上、中午、下午、晚上，每天转一圈循环不断。这些自然规律很像机械手表上的时针、分针、秒针，时针代表的时间最长，分针和秒针代表的时间短。时针像一个甲子六十年，分针、秒针分别像一年、一天。它们虽然代表的时间长度不同，但它们时时刻刻都在转圈，旋转的规律是一样的。这个圈就是自然规律，也就是道。

在不同的时辰和不同的季节，我们的衣食住行都应尽量去顺应自然规律而不是逆着规律而来，这样是叫得道。如果该睡的时候不睡，该吃热的却吃凉的，这叫背道而驰，经常做违背自然规律的事情，就会引起人体气机升降失调，一气周流不畅，久而久之就容易生病。

3. 源于日复一日的昼夜晨昏变化

有人早晨把牛奶、酸奶、水果、两片面包放一起给孩子当早餐，还专门拍个美美的照片发朋友圈。当今社会这种饮食结构普遍存在，可以说是一种主流。但是这种饮食搭配对不对呢？早晨是阳气刚开始升发的时候，这时候人体的阳气小火苗还处于比较柔弱的状态。早晨应该呵护阳气小火苗，给它添油加柴帮助它烧得更旺，这时候可以采取喝热水、热粥、羊肉汤、胡辣汤等提升阳气的食物来帮助阳气升发。

我们河南人早上经常喝胡辣汤，胡辣汤里包含很多温热的大料，这些大料都是可以补阳的，当一碗胡辣汤喝进肚子里，全身都会感觉温温热热的，很舒服。由于胡辣汤可以帮助人体阳气的升发，所以喝完一碗胡辣汤整个上午人都有精神。新疆人早晨起来喜欢喝羊肉汤，同时里面会放些生姜、大葱等温热食材。它们可以帮助人体阳气的升发，所以早上喝上一碗羊肉汤，整个人一上午都有精神。

牛奶是寒凉的，酸奶是寒凉的，很多水果也是寒凉的，而且通常还被放在冰箱里保鲜。孩子们大早上就把这么多寒凉的东西吃进肚子里。它们会压制人体的阳气火苗，不利于早上阳气的升发。如果一个孩子长期这么吃，身体怎么能健康呢？很多人喜欢晨练，由于早晨阳气开始升发，人体与自然界的阳气都还比较弱，所以晨练时你可以伸展肢体、活动筋骨，但不要把自己弄得大汗淋漓，早晨大汗淋漓会同时伤害人体的阴与阳。

早晨的阳气是小火苗，还很柔弱。大家都有过烧火的经历，刚刚点燃的小火苗很小，没有人会直接往小火上放粗大的木头，都是慢慢地添上些容易燃烧的小树枝，等到火苗变大一些后再慢慢地放点儿粗一些的木棒。当火越烧越大时，很粗的木头放进去也不会导致火熄灭。养护身体的阳气是同样的道理，早晨人体的阳气就像小火苗，这时候应该爱护它、保护它，不要去伤害它，所以早晨锻炼时，微微伸展四肢，以微微见汗为度，让身体的阳气很好地升发就可以了。

到了中午，阳气变得旺盛时就不必这么小心翼翼了，因为中午自然界的阳气最旺，中午人体的阳气最旺，且运动可以升阳，这个时候三个阳合在了一起，我们可以晒头晒背，多活动一下出出汗，这都是在增加人体的阳气，这时候人体排汗的同时会排出体内的湿。所以说如果想锻炼减肥，选择中午的时间运动是最好的。但有些人喜欢到健身房的跑步机上跑步锻炼，由于健身房中有空调，运动半天汗都出不来，这不利于排湿。

有的人白天上班没时间锻炼，选择晚饭后运动，从晚上十点运动到晚上十二点，把自己弄得大汗淋漓，这种做法也是不对的。因为夜晚阳气要潜藏在阴里，自然界的阳气在这个时候会潜藏到地下水里面，人体的阳也要入阴，这时人最应该做的事情就是睡觉。动能升阳，夜晚锻炼会把体内本该潜藏休息的阳气重新调动出来，这违背了自然规律。有些人喜欢晚上用中药水泡脚，这种做法对不对呢？晚上是人体阳气潜藏入阴的时候，这时候泡脚会把体内的阳气调出来，这种做法当然是不对的。泡脚应该选在上半天，因为上半天的阳气是以升发为主，可以在早晨的时候用姜、肉桂、艾叶煮水泡脚，这样可以帮助人体的阳气升发。当然也可以在中午的时候泡脚，这样可以阳上加阳。

总之，该睡的时候不睡、该吃热的时候吃凉的、不该锻炼的时候锻炼都是违反了自然规律的。很多人之所以背道而驰是因为不懂什么是道，其实道并不深奥，只要你热爱生活、善于观察，你就会发现它就在你我身旁，存在于日常生活的点点滴滴之中，我们该做的就是顺道而行就可以了。道就在我们日常生活之中，道就在当下。

4. 源于年复一年的四季交替变化

一天的自然规律和一年的自然规律是一致的：早晨阳气初起，就像一年中的春天；中午阳气最盛，就像一年中的夏天；下午阳气开始收敛，就像一年中的秋天；夜晚阳藏阴盛，就像一年中的冬天。

《黄帝内经》曰："春三月，此谓发陈，天地俱生，万物以荣。夜卧早起，广步于庭。被发缓形，以使志生。生而勿杀，予而勿夺，赏而勿罚。此春气之应，养生之道也。逆之则伤肝，夏为寒变，奉长者少。"

"夏三月，此谓蕃秀，天地气交，万物华实。夜卧早起，无厌于日，使志无怒，使华英成秀，使气得泄，若所爱在外。此夏气之应，养长之道也。逆之则伤心，秋为痎疟，奉收者少，冬至重病。"

"秋三月，此谓容平，天气以急，地气以明。早卧早起，与鸡俱兴，使志安宁，以缓秋刑，收敛神气，使秋气平，无外其志，使肺气清。此秋气之应，养收之道也。逆之则伤肺，冬为飧泄，奉藏者少。"

"冬三月，此谓闭藏，水冰地坼，无扰乎阳。早卧晚起，必待日光，使志若伏若匿，若有私意，若已有得，去寒就温，无泄皮肤，使气亟夺。此冬气之应，养藏之道也。逆之则伤肾，春为痿厥，奉生者少。"

《黄帝内经》的这段话讲述了一年四季的发展规律。它可以让我们明白一年四季的规律，指导我们一年四季的生活作息。

四季的变化本质上就是自然界中阳气总量调整变化的过程。夏季对应的是"火"的季节，地面上的空气比较热，地面以下的地下水很清凉。因为夏天地下水中的阳气都升到了地面以上，地下水中的热能都散发到了地面以上，所以夏天抽出的地下水是冰凉的，因为这时候的地下水含有的阳气很少。

如果你问下矿的工人冬天的地下冷还是夏天的地下冷，他会告诉你夏天的地下冷。他们在夏天挖地下矿的时候会穿上毛衣毛裤，冬天在地下挖矿的时候穿的是短衣短裤。由于阳气类似一股热能，阳气到哪里哪里就热，冬天的时候地面上的阳气都下沉到地面以下封存起来，夏天的时候阳气从地面以下升到地面以上，所以就出现了冬天地下热、夏天地下凉的现象。

夏天的时候大部分阳气都在地面以上，所以夏天的地面温度可以达到三四十度。秋天的时候地面以上的阳气开始往下降、收敛，于是地面温度慢慢变凉。冬天的时候地面上的大部分阳气都已经降到地下水里面，这时候地面以上就变得寒冷，地面以下变得温暖。到了春天的时候，存在地下水中的阳气开始往地面以上升发，地面以上又慢慢变得温暖，于是春天的大自然慢慢变得生机勃勃。这就是自然界中的阳气一年四季的变化情况。

有一句古话叫："冬吃萝卜夏吃姜，不用医生开处方。"为什么夏天这么热的天要吃姜呢？因为夏天的时候地面以上虽然是热的，地面以下却是寒的。人体和自然是一致的，夏天的时候人体的外面是热的，人的内脏却是寒的。这个时候吃热性的生姜可以帮助人体温暖一下内部，内部热了可以少得些病。大自然中的阳气在冬天的时候会潜藏到地面以下，这个时候人体的阳气也同样潜藏到内部去了，于是人体内部容易出现瘀滞化热的现象，萝卜有很好的消导作用，这时候吃萝卜可以帮助人体消导体内的邪火，邪火去掉了可以少得病。

还有一句古话叫"上床萝卜下床姜"。这也是同样的道理，早上体内阳气升发的时候喝点儿姜水有利于体内阳气的升发。很多人喜欢喝茶，喝茶是中国人养成得很好的习惯，可以根据不同的季节选择不同的茶叶进行品尝养生，比如春天喝花茶，夏天喝红茶，秋天喝桑叶茶，冬天喝绿茶。总之，顺应阳气的运转规律就可以了。这些都是老祖宗传下来的智慧，现在的年轻人甚至不懂得喝热水来暖自己的胃，常年吃雪糕，喝冰镇饮料和冰镇啤酒等冰冷的饮品，导致体内的寒湿加重，体内寒湿加重后很容易杂病丛生。

第三章
如何认识阴阳、五行和升降

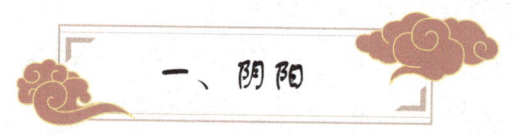

一、阴阳

1. 什么是阴阳？

阴阳的概念起源于远古时期。人类对自身及自然现象的观察，特别是对人类生活、生产影响最大的太阳出没、月亮变化等明暗交替的天象的观察，由此形成阴阳最初的含义，即向日为阳，背日为阴。

《周易》分别用符号"--""—"来表示阴阳，提出"一阴一阳谓之道"。《周易》把自然、社会中，诸如天地、日月、寒暑、动静、刚柔、进退、水火、男女等具有对立关系的事物或现象，都赋予阴阳的属性，使阴阳成为对立统一的哲学范畴。

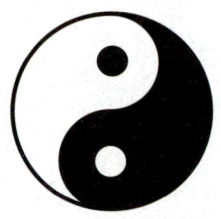

太极是中国古代哲学术语，意为派生万物的本原。太极图是以黑白两个鱼形纹组成的圆形图案，形象化地表示阴阳交感、对立、互根、消长、转化的关系，体现出一切事物或现象具有辩证、运动、圆融的特征和规律。

2. 如何认识人体之中的阴阳？

我常说的一句话叫：阴不在阳的对面，而是在阳的里面。阴阳是一体的。它们是无法单独存在的，正所谓"孤阴不生，独阳不长"，阳是在阴的里面而不在阴的对面。比如一杯热开水，我们已经知道水是阴，水中的热量是阳。这个热量依附于水而存在，如果没了水，这个热量也存不下来。假如你现在喝了一口热开水，那

么这杯水不只是损失了阴，其实也损失了热量，也就是损失了阳，所以说损阴的同时会伴随着损阳。很多人都关心自己是阴虚还是阳虚，其实临床上很少有单纯的阴虚、阳虚现象，因为阴阳互根，一损俱损。肾阳为人体一身阳气的根本，人体的阳气都来源于肾阳，日常生活中比较常见的一种损肾阳的行为就是房劳。

如果一名糖尿病患者在吃药调理的过程中血糖也慢慢恢复正常，身体各方面功能状况也慢慢恢复正常，一切都恢复得比较好，但突然有一天，他的血糖再一次升高，这种现象大概率就是房劳导致的。因为糖尿病的根源是寒湿导致的肾阳虚、脾阳虚，在没调理之前，他的性功能是比较差的，当吃药恢复功能后又想证明自己的男子气概，于是身体再次回到肾阳亏损的状态。肾阳亏损后，人体的升降重新变得不顺畅，于是血糖就高了起来。

所以，糖尿病治疗期间一定要提醒患者节欲、禁欲，待血糖、脏腑功能彻底恢复正常，身体功能完全恢复正常后再行正常性生活。这是治疗糖尿病的一个诀窍，其实很多慢性病都需要注意这个现象，如果患者不改变生活习惯，继续做各种损伤身体阳气的事情，疾病是很难从根本上治愈的。

3. 如何辨别阴阳？

阴阳在人体内具体通过什么展现出来呢？举个例子，人能举起一定重量的东西，那么举起这个东西所需要的力量、能量，我们肉眼是看不见的，而这个力量、能量就相当于我们所说的阳气，阳气在这个举起东西的过程中主要发挥功能层面上的作用。而我们身体的肌肉、骨骼、血液等就是我们能看见或通过某些手段能看见的有形之物，相当于阴发挥的形体作用。阴阳需要相互配合，肌肉收缩，骨骼支撑，血液供养，我们的手臂才能正常做出举起东西这一行为。当人体出现病症，如中风偏瘫之后，很多人都会出现肢体无力，其实这个时候就是我们身体上的阴阳不能协调，肢体在没有得到濡养的时候，我们就没办法进行正常的拿起东西这一活动。

往深层次说，人体的精血津液在内，是阳气固守于外的物质基础；阳气主外，是精血津液的生成、输布的动力。气与精血津液阴阳和谐，运行输布正常，脏腑、组织、形体、官窍得以濡养，则人体的生命活动正常，能保持健康的状态。

凡是具有运动的、外向的、上升的、弥散的、温热的、明亮的、兴奋的等特性的事物和现象，都属于阳；相对静止的、内守的、下降的、凝聚的、寒冷的、晦暗的、抑制的等特性的事物和现象，都属于阴。

水与火这一对事物具备了寒热、动静、明暗的特性，集中反映了阴阳的属性，成为事物划分阴阳属性的标志。《素问·阴阳应象大论》说："水火者，阴阳之征兆也。"

人体中的水液代谢跟自然界中水的循环类似，我们喝进体内的水到了下焦会被肾阳、小肠之火加热，于是凉水变成热水、热水变成水蒸气，水蒸气上升发散到人体各处以滋养人体的五脏六腑、四肢百骸。如果人体的肾阳和小肠之火弱，喝进体内的凉水得不到足够的温化就不能变成水蒸气，于是人体的五脏六腑、四肢百骸就得不到足够的水蒸气滋养，于是人体就出现各种干燥的症状，会出现口干、眼干等缺水现象。比如，有的女生年龄不大但脸上的皱纹很多，脸上的皮肤比较干燥，这是因为水液没有蒸发上来滋养皮肤导致的。有些人在冬天时腿部会出现很多像雪花一样的干皮屑，这也是水液代谢障碍导致的缺水现象。由于人体的阳气虚，喝进去的水没法正常变成水蒸气，皮肤得不到水蒸气的滋养就会慢慢变干，于是变成白色皮屑掉了下来。由于喝进去的凉水无法被人体利用，人体只能把这些无法利用的凉水当作废水排出体外，于是就出现了尿频的现象。如果这些废水没能顺利排出体外，停留在人体的器官组织中，就出现了水肿的现象。如果这时候想通过大量喝水来补充身体津液也是于事无补的。

因为人体没有足够的阳气来蒸腾喝进去的水，喝进去的水只能变成废水排出体外，所以这时候虽然身体缺水，但是喝水是补不上去的。现在有一个说法是：多喝水有利于身体代谢。这个观点是不对的，因为当人体阳气不足的时候，喝进去的水并没有办法为人体所用，肾脏不得不加班工作排出这些废水。如果喝进去的水是冷水，身体加热这些水也会消耗大量的阳气，时间久了阳气就更衰了，很多肾系疾病就出现了，且长期不尊重身体的选择，坚持大量喝水还会导致体内寒湿加重。一个干体力活的人流汗多，喝水自然就多，一个常年坐办公室的人汗都不出一滴，喝水量自然就少。假如你打篮球运动量大、流汗多，喝水自然就多，假如你躺床上看了一天电视，流汗少，喝水就少，这是一个很自然的事情，当身体需要你补充水时，它会主动提醒你喝水，所以跟着身体的感觉走就行了。

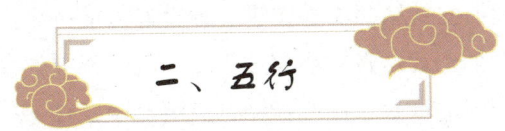

二、五行

1. 什么是五行及其生克制化？

（1）五行的概念

五行最初的含义与"五材"有关，指木、火、土、金、水五种基本物质。木、火、土、金、水是人类日常生产和生活中最为常见和不可缺少的基本物质。经过专家们对各种组成人体的物质的组成比例进行认真分析研究后发现，组成人体的各种元素所占比例的多少，竟然跟我们地球的元素构成比例大体一致，最多的是钙、碳、磷等，而地球上的微量元素与人体构成中的微量元素，二者元素构成的"丰度曲线"是一致的。老子的《道德经》有言："人法地，地法天，天法道，道法自然。"就很值得考究。我们的祖先总以一种超越时空的智慧告诫我们一些看似浅显易懂，又无比深奥的道理。

（2）五行的相生及相克

五行相生，指木、火、土、金、水之间存在着有序的递相资生、助长和促进的关系。但这种相生的关系是维持在一定范围之内的，使五行之间保持着一个动态的平衡，既不能太过，也不能不及。五行相生的次序是：木生火，火生土，土生金，金生水，水生木。在五行相生的关系中，任何一行都具有"生我"和"我生"两方面的关系。

比如秋天过后是冬天，按顺序来讲，秋天之后就是冬天，这叫秋生冬。"生"也可以理解为进一步，类似于你今年上一年级，明年上二年级，这种层层递进的发展状态就叫"生"。有一种场景比较容易理解生的概念：一群小朋友玩击鼓传花，皮球在敲鼓声中按顺序从一个人手里传到另一个人手里，这种顺序传递的情况就是"生"。自然界的四季相生关系就类似这种顺序传递关系，击鼓传花中传递的是皮球，四季相生过程中传递的是热量。随着大气中的热量越来越多，天气从温变热，春天变成了夏天，能量的传递变化是春木生夏火的本质原因。于自然界中的一年来说，就是春、夏、秋、冬，再到春，四季更迭，于自然界的一天来说，就是早上、中午、下午、晚上、夜晚，再到早上更迭。于人体来说，就是肝木生心火，心火生脾土，脾土生肺金，肺金生肾水，肾水生肝木。

五行相克，指木、火、土、金、水之间存在着有序的递相克制、制约和抑制的关系。

同样，这种克制和制约的关系并不是伤害、损害对方的关系，而是使这一行保持在一个正常的范围，不至于太过亢奋或太过不及。五行相克的次序是：木克土，土克水，水克火，火克金，金克木。在五行相克的关系中，任何一行都具有"克我"和"我克"两方面的关系。

五行相克中的"克"是什么意思呢？很多人误解了这个"克"的含义，比如我们看电视、小说时有这样的描述："那个男的命硬，把他老婆克死了。"这里提到的"克"跟五行相克中的"克"意思可不一样。五行相克中的"克"可以理解为牵制、制约，这个关系就像风筝与风筝线之间的关系：你手里拉着风筝线，风筝高高地飞翔在天空，如果风筝失去风筝线的牵制，会掉下来，风筝的起飞离不开风筝线的制约。风筝向外飘散的力被风筝线向里牵扯的力约束着，在这种约束中，风筝与风筝线形成了一种平衡关系，所以风筝可以高高地飘在天空中。五行相克的关系也是如此，比如木克土就是木的功能约束着土的功能，土如果离开木的约束，就会像断线的风筝一样无法正常运转。正如牧羊人用篱笆把羊圈养起来，篱笆一方面束缚了羊的自由，另一方面也保障了羊的安全。如果羊脱离了篱笆的约束，会被篱笆之外的狼吃掉，这就是篱笆"克"羊群，篱笆的约束本质上对羊起到了保护的作用。所以五行相克中的"克"不是伤害的意思，而是一种约束与保护的作用。正因为五行之间的相互约束，五行才可以正常存在。比如人体五行中的"金克木"是这样运转的：人体的肝木之气向上、向外升发，人体的肺金之气向下、向内收敛，因为有肺金收敛之气的制约，肝木的升发之气才不会没底线地向外扩张，所以肺金之气对肝木之气起到了约束与保护的作用。人体之中其他脏腑之间也存在着同样的生克关系，正因为有不同脏腑之气的相生相克，人体才得以在运转之中保持着动态平衡，生命才得以正常运转。

五行的相生和相克是不可分割的两个方面：没有生，就没有事物的发生和成长；没有克，就不能维持事物间正常的协调关系。因此，必须生中有克，克中有生，相辅相成，才能维持事物间的平衡协调，促进稳定有序的变化与发展。

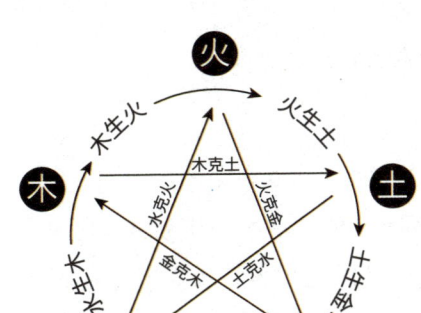

五行相生相克示意图

（3）五行生克异常：相乘和相侮

很多人都听过五行相生、相克，可能对五行相乘、相侮的概念比较陌生。相乘、相侮分别是什么样的关系呢？我们可以把"乘"理解为"过度克制"，把"侮"理解为"反克"。相乘指五行中某一行对其所胜一行的过度制约或克制。五行相乘的次序与相克相同，即木乘土，土乘水，水乘火，火乘金，金乘木。相侮指五行中某一行对其所不胜一行的反向制约和克制。五行相侮的次序与相克相反，即木侮金，金侮火，火侮水，水侮土，土侮木。

比如，正常情况下木克土，如果木变得更强了，那么木克土的力度会更强，这种现象就叫"木乘土"。如果木不变而土变得很强，正常情况下是木克土的，现在变成了土反向克制、侮辱木了，这种情况叫"土侮木"。举个例子，你是小学校长，镇长的儿子是副校长。正常情况下，正校长可以管副校长，但是由于副校长的家庭背景，副校长不但不听正校长的话，还反过来管他，这种关系就是侮，叫副校长"侮"正校长。再举个例子，自然界中的正常秩序是老虎吃野猪，现在来了一只个头很大的老虎，这只老虎会更容易猎杀野猪，这种关系就叫乘，即大老虎"乘"野猪。如果有只野猪的个头很大且老虎的个头很小，小老虎本来想猎杀大野猪，结果反而被大野猪杀死了，这种关系就叫侮，即大野猪"侮"小老虎。

2. 五行如何对应人体的脏腑功能

（1）五行的特性

"木曰曲直"：曲，屈也，弯曲；直，伸也，伸直。曲直，指树木枝条具有生长、升发、柔和，能屈能伸的特性。引申为凡具有生长、升发、条达、舒畅等类似性质或作用的事物和现象，归属于木。

"火曰炎上"：炎，炎热、光明；上，上升、升腾。炎上，指火具有炎热、上升、光明的特性。引申为凡具有炎热、升腾、光明等类似性质或作用的事物和现象，归属于火。

"土爰稼穑"：爰，通"曰"；稼，种植谷物；穑，收获谷物。稼穑，泛指人类种植和收获谷物的农事活动。引申为凡具有承载、受纳、生化等类似性质或作用的事物和现象，归属于土。"土载四行""土为万物之母"之说，都是基于土之特性的表述。

"金曰从革"：从，顺也；革，变革。从革，指金具有顺从变革、刚柔相济之性。引申为凡具有沉降、肃杀、收敛、变革等类似性质或作用的事物和现象，归属于金。

"水曰润下"：润，即滋润、濡润；下即向下、下行。润下，指水具有滋润、下行的特性。引申为凡具有滋润、下行、寒冷、闭藏等类似性质或作用的事物和现象，归属于水。

（2）五行对应五脏

中医学根据五行的特性，取象比类，将五脏分别归属于五行。

肝气喜条达而恶抑郁，具有疏通气血、调畅情志的功能，相应于木之生长、升发、条达的特性，故肝属木。

心具有主血脉而推动血液运行、主神明为脏腑之大主的功能，相应于火之温热、光明的特性，故心属火。

脾具有运化水谷、化生精微、为气血生化之源以营养脏腑形体的功能，相应于土之生化万物的特性，故脾属土。

肺气肃降，具有主呼吸、通调水道、输布水液的功能，相应于金之清肃、收敛的特性，故肺属金。

肾具有藏精、主水的功能，相应于水之滋润、下行、闭藏的特性，故肾属水。

（3）以五行相生理论说明五脏之间的资生关系

木生火，以应肝藏血以济心血；火生土，以应心阳温煦脾土，助脾运化水谷；土生金，以应脾气健运，生化水谷之气上输于肺，形成宗气；金生水，以应肺之气津下行以滋肾中精气，肺气肃降以助肾纳气；水生木，以应肾藏精以滋养肝血，肾阴资助肝阴以防肝阳上亢。

（4）以五行相克理论说明五脏之间的制约关系

水克火，以应肾水上济于心，防止心火之亢盛；火克金，以应心火之阳热，制约肺气清肃太过；金克木，以应肺气清肃下降，抑制肝气升发太过；木克土，以应肝气条达舒畅，疏泄脾气之壅滞；土克水，以应脾之运化水液，提防肾水失常泛滥。

应当指出的是，五脏的生理功能是多样的，其相互间的关系也是复杂的。五行的特性并不能说明五脏的所有生理功能，而五行的生克关系也难以完全阐释五脏间复杂的生理联系。因此，在研究脏腑的生理功能及其相互间的内在联系时，不能困于五行之间生克制化的理论。

（5）五行的归类

中医学在天人相应思想的指导下，以五行为中心，以空间结构的五个方位，时间结构的四时或五季，人体结构的五脏为基本框架，将自然界的各种事物和现象以及人体的生理病变现象，进行五行属性归类，从而将人体生命活动与自然界的事物或现象联系起来，形成联系人体内外环境的五行结构系统，用以说明人体自身以及人与自然环境的密切关系。

事物属性的五行归类表												
自然界						五行	人体					
五音	五味	五色	五气	五化	五位	五季		五脏	五腑	形体	五官	情志	五声	变动	五脉	五液
角	酸	青	风	生	东	春	木	肝	胆	筋	目	怒	呼	握	弦	泪
徵	苦	赤	暑	长	南	夏	火	心	小肠	脉	舌	喜	笑	忧	洪	汗
宫	甘	黄	湿	化	中	长夏	土	脾	胃	肌肉	口	思	歌	哕	缓	涎
商	辛	白	燥	收	西	秋	金	肺	大肠	皮毛	鼻	悲	哭	咳	浮	涕
羽	咸	黑	寒	藏	北	冬	水	肾	膀胱	骨	耳	恐	呻	栗	沉	唾

（6）中土五行学说

中土五行，重点突出土生万物而居中央，对方位东、南、西、北四方的木、火、金、水，具有重要的统领作用。以土为中心的土控四行模式，是对五行学说的进一步补充。中土五行模式，来源于古人对方位和季节认识的"河图"。据河图，水居北方，应冬季；火居南方，应夏季；木位东方，应春季；金位西方，应秋季；土居中，应四时。

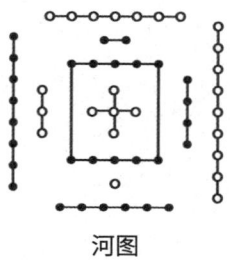

河图

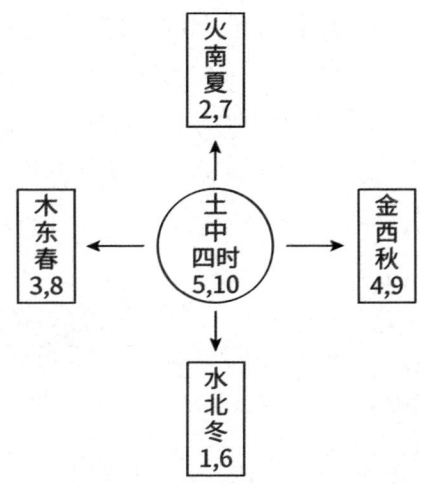

中土五行的方位和主时

（7）中土调控木火金水四行

土居中央，调节和控制位于东南西北四方的木火金水四行，是中土五行模式的特点之一。土在万物生成中起到非常重要的作用。宇宙万物的生成，是土与木火金水相融合的结果，所谓"土生万物"。中央之土对四时气化也发挥着重要的作用。

基于中土五行模式，中医学将五脏中的脾归属为土而居中央，认为脾有主四时而长养和调节肝、心、肺、肾四脏的作用。

（8）木火金水四行之间的关系

木火金水四行之间存在着递进发展的关系。木位东方，通于春，春天的温暖源于冬天的寒冷，属阴中之阳的少阳，其性曲直，柔和而生发。火位南方，通于夏，夏天的炎热由春天少阳之气逐渐旺盛发展而来，属阳中之阳的太阳，其气炎热而向上。金位西方，通于秋，秋天的凉爽源于夏天的炎热，属阳中之阴的少阴，其性收降而宣散。水位北方，通于冬，冬天的严寒由秋天的凉爽发展而来，属阴中之阴的太阴，其性寒凉而闭藏。中医学以此说明肝、心、肺、肾四脏之间的生理联系。

中土五行模式是构建中医学四时五脏阴阳理论体系的理论基础。依据中土五行模式，将五脏配于方位、四时以及太少、阴阳；肝属木，位东方，通于春，属阴中之阳的少阳；心属火，位南方，通于夏，属阳中之阳的太阳；肺属金，位西方，

通于秋，属阳中之阴的少阴；肾属水，位北方，通于冬，属阴中之阴的太阴；脾属土，居中央，主四时，为阴中之至阴。如此则形成了心上肾下、左肝右肺、脾居于中的四时五脏体系；同时，创立脾为孤脏，主于四时，以灌四傍，为脏气升降之枢等理论，对于脾胃学说的发展具有重要的启示和指导作用。

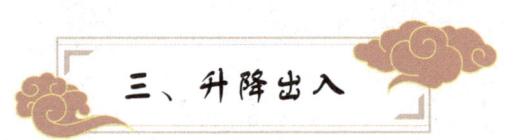

三、升降出入

天地万物皆本于气，气贯通于天地。人因气而生，人体由气构成，人的生老病死都与气息息相关。气是不断运动的，气在升的过程中伴随着出，在降的过程中伴随着入。人体的脏腑活动就是通过气的升降出入来完成的，在气的升降出入推动作用下，脏腑将外界的物质转化成气、血、精、津、液为人体所用，同时把生理垃圾、代谢废物推出体外。

《黄帝内经》言："出入废则神机化灭，升降息则气立孤危。故非出入，则无以生长壮老已，非升降，则无以生长化收藏。是以升降出入，无器不有。"这句话的意思是人体的五脏六腑在气的推动下进行着升降出入，升降出入正常则无病，升降出入失常则病起，升降出入停止则病死。人体之气运转正常则人健康无病，如果人体之气的运转出现障碍，那么人的升降出入活动就会出现异常，于是疾病就出现了，所以说一切疾病的发生都与气的运转失常有关。

气在人体的循行路线是左升右降，在升的时候伴随着出，在降的时候伴随着入，即气机的升与降包含着出与入。如果人体气机升降正常，则人体的出入也是正常的。如果气的升降出现异常，则人体的出入也会发生异常。

气在人体中是如何进行升降出入的呢？一座正常运行的城市需要通畅的道路，因为道路通畅才可以保证车辆出入正常，车辆出入正常才可以往城市内部输送生活物资，运走城市产生的生活垃圾。所以说，城市的正常运转需要正常出入，在这里，出就是运出垃圾，入就是输入生活物资。

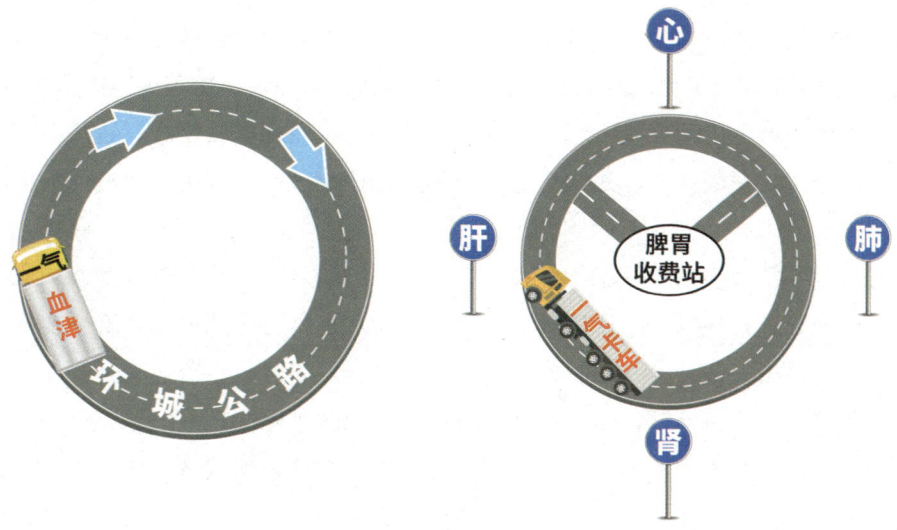

正常情况下，城市的道路通畅，货车每天沿着道路进入城市内部，为城市提供柴米油盐等生活必需物品，拉走城市内部产生的生活垃圾，城市就这样每天有序地运转。我们的人体就好比这座城市，气机就像货车，气机在人体中的循行路线就像环城公路。人体的环城公路还分别设有四个停车站，分别叫肾站、肝站、心站、肺站。环城公路上还设有名叫"脾胃"的收费站。正常情况下，"气机"牌货车每天拉着血液、津液等人体必需的物质在公路上循行，穿过"脾胃收费站"到达肾站、肝站、心站、肺站，分别为它们带来营养物质，拉走代谢垃圾。

1. 气机升降出入不通畅的时候会有什么表现呢？

假如某一天，"脾胃收费站"出现了问题，"气机"牌货车会被"脾胃收费站"拦下来，由于无法穿过"脾胃收费站"，当然就无法正常完成货物运输。如果"气机"牌货车停滞的时间久了，那么车上的血液、津液等物质会发霉变成瘀血、痰饮等病理物质。同时，由于"气机"牌货车无法将营养物质输送到肾站、肝站、心站、肺站，肾站、肝站、心站、肺站得不到正常的物质供应，就出现了缺少能量、物质匮乏等现象，于是就出现了器官功能降低、营养亏虚等病理现象。由于"气机"牌货车不能正常到达，肾站、肝站、心站、肺站代谢产生的垃圾也无法正常运送到体外，于是这些垃圾就只能堆积在人体局部，于是人体局部就长出比如肿瘤这类多余的东西。

所以说人体的脾胃如果出现问题就会导致人体的气机无法正常进行，进而导致人体气机的升降出入出现问题，脏腑功能变得低下，于是人体运转出现了障碍和紊乱。无法正常运行的气机聚集在一起还会产生邪热，邪热炙烤着周围的器官组织，进而导致组织器官出现异常。气不行则血液、津液也无法正常运行，这些血液、津液积聚在一起，变成瘀血、痰饮等病理废物，这些病理废物堆积在哪里，哪里就会出现疾病。

由于气机无法正常运行，人体器官代谢产生的垃圾也无法排出体外，这些代谢垃圾也会导致人体病变。所以升降出入出现问题后，人体的内部环境会变得寒热错杂、虚实夹杂，各种症状错综复杂。比如正常情况下气机带着血液升到头部，以保障头部器官的正常运转，现在人体左升的路线出现了障碍，气机堵在路上升不上去。头面部的器官由于得不到血液的滋养会出现功能降低的现象，比如耳鸣、视物不清。另一方面，堵在路上的血液、津液时间久了会坏掉，变成瘀血、痰饮，瘀血淤堵在血管中，导致心脑血管疾病，痰饮停留在组织内会导致人体出现水肿的现象。气机聚集久了产生邪热，这个邪热炙烤周边的器官，进而导致器官阴津不足，于是出现了肝阴缺血、肺阴不足等病理现象。

2. 一气周流

天地间气机升降回环，周而复始地运转着。人秉自然之气而生，人体的生命活动与自然一样，人体气机也是升降回环、周而复始地有序运转着，人体气机的运转规律叫一气周流。

《四圣心源》提出："人体气机以脾胃为中轴，以中气左升右降为主导，以五行属性为基础，升降出入循环无端。"意思是说人体气机的源头在中间的脾胃，中间这股气在人体左侧往上升就变成了升发之气，在人体右侧往下降就变成了降敛之气。这股气左升会化火进而积聚热量变热，右降会化水进而变寒，这里说的热就是五行中的"火"，这里说的寒就是五行中的"水"。气在左升右降的过程中还出现了"木"和"金"。其中，脾属土、肝属木、心属火、肺属金、肾属水。气在人体中一直有序地循环运转，像一个圆圈一样没头没尾，这就是人体气机周流的运行规律。

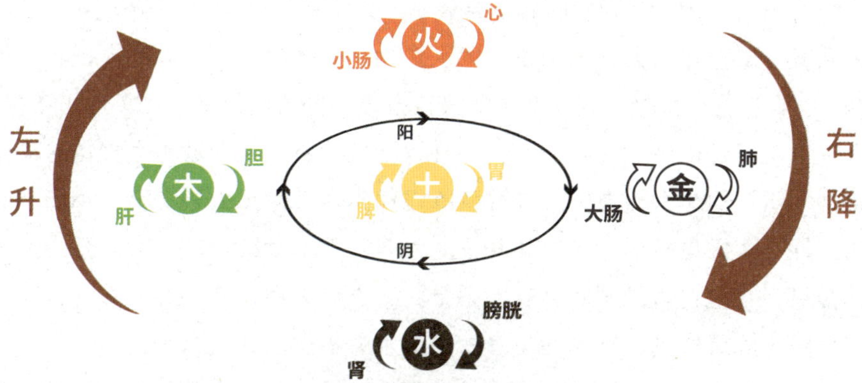

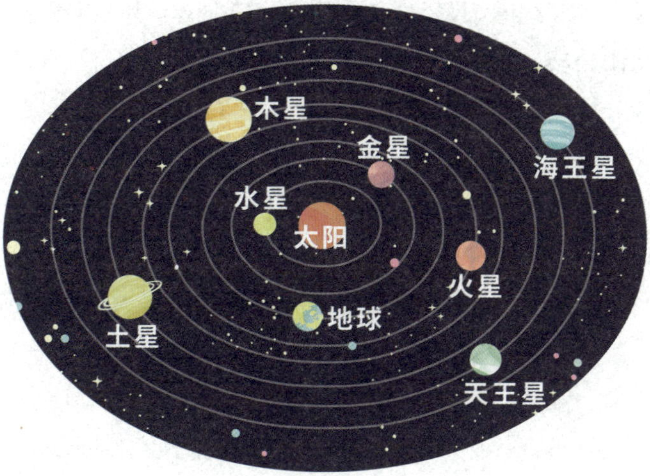

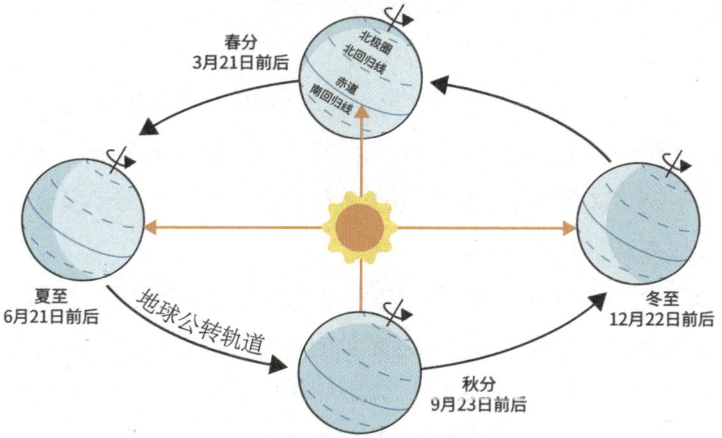

地球公转示意（图中二分二至均指北半球而言）

人体的五脏六腑中，肾和膀胱五行属水，肝和胆五行属木，心和小肠五行属火，肺和大肠五行属金。它们分别构成了"水"性小太极、"木"性小太极、"火"性小太极、"金"性小太极，这四个小太极在自转的同时会绕着"土"性小太极旋转，"土"性小太极是由脾和胃构成的。脾升胃降推动着"土"性小太极自转，肾升膀胱降推动"水"性小太极自转，肝升胆降推动"木"性小太极自转，小肠升心降推动"火"性小太极自转，大肠升肺降推动"金"性小太极自转。太阳系中，木星、火星、金星、水星自转的同时绕着太阳公转。人体之中，心、肝、肺、肾在自转的同时绕着中土脾胃转动，土枢四象（木火金水）描述的就是这个规律。

人体就是一个小宇宙，其气机运转跟天体运动的规律是类似的。有句童谣叫：太阳大，地球小，地球绕着太阳跑。地球大，月亮小，月亮绕着地球跑。地球在自转的同时绕着太阳公转，月亮在自转的同时绕着地球公转。有了天体的自转与公转，才有了白天黑夜、一年四季、风寒暑湿、潮起潮落。人体有了脏腑的自转与公转，才有了各项生命活动。天体运动与人体有着密切的关联，所以古人通过观星象可以知人事，如果把人体的肾、肝、心、肺比作地球，那么中土脾胃就是太阳，肾、肝、心、肺在自转的同时也在绕着中土公转，这就是人体气机运行的规律。

打个比方，小明勤工俭学，一天打了三份工。他每天先到食堂刷盘子，然后去超市推销产品，然后去小学生家当家教，最后去图书馆学习。所以小明行走的路线是：宿舍→食堂→超市→小学生家→图书馆→宿舍，每天都这么循环，一天转一圈。在这里，小明就像人体中的气机，宿舍、食堂就像人体的五脏六腑，小明每天的行走路线就是经络，经络是人体气机的循行路线。人体气机就像小明打工一样，从一个脏腑循行到另一个脏腑，在不同的脏腑中做不同的工作，发挥着不同的功能，每天在体内转一圈。

不同的时间，"气"在不同的脏器中主导着工作，比如凌晨1点至3点是人体肝经当令，如果一个人经常在这个时间段睡不着，就说明他的肝出现问题了；再比如一个人每天到了凌晨3点就醒，由于凌晨3点至5点是肺经当令，所以可以判断出这个人大概率肺部有问题。

"一气周流"是气的运转规律，表述的是脏腑功能的层面，就好像是火的功能能把食物由生变熟，但是具体的过程是如何发挥作用的，肉眼是看不见，摸不着的。在人体内，就犹如金氏五行升降认为，左升右降，指的是肝气左升、肺气右降，这里提到的左和右是肝气、肺气发挥的功能的方向及生理特性而言，而不是肝脏、肺脏的位置。举个例子，小明是一名天气预报播音员，每天向全国汇报天气情况。汇报天气情况就是小明发挥的功能。虽然小明的办公室在上海，但他可以让全国的观众都听到天气预报，所以小明发挥的功能分布在全国。同样的道理，人体气机虽然在心肝脾肺肾这些办公室工作，但是它们所发挥的功能遍布全身各处，并不只局限在这个器官之中。

  自然界中，一年四季的热量变化是有规律的，人体气机的运转规律是与四季变化相适应的。春天时热量从地下水中慢慢散到地面，地面上热量慢慢变多；当热量积累到一定程度，天气就会热起来，于是就到了夏天，夏天时地面的热量达到顶峰；凡事盛极而衰，热量到达顶峰后会慢慢降敛，地面以上的热量慢慢降入地下，天气逐渐凉了下来，这就是秋天；秋天时地面以上的热量继续往地下降，于是地面以上的热量越来越少，天气变得寒冷，这就是冬天。冬天时地面以上冰天雪地，地面以下充满了热量，这些热量都是地面以上的热量降下来的，暂时存储在地下水中。当地下水中的热量达到顶峰后又慢慢往地面以上散，于是地上气温回暖，就到了春天。这就是一年四季的气温变化规律。人体气机运转的轨迹也是如此，气机在肝木的位置时是升发的，这类似春天；肝木上升之后变成心火，这类似夏天；心火往下降会变成肺金，这类似秋天；气机继续右降变成肾水，这类似冬天。肾水中封藏的气机左升变成肝木，肝木变心火，心火变成肺金，肺金变成肾水，就这样一直循环着。

第四章
重新认识疾病

我前面就提到了一个观点,那就是新的疾病观念,这个观念需要我们从对疾病的仇恨、敌对,转变成以感谢和警醒的态度看待身体出现的症状。那么具体要如何做呢?首先我们要重新认识我们的身体和疾病。

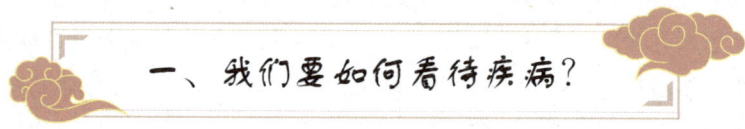

一、我们要如何看待疾病?

1. 病症是我们的"哨兵"

什么是疾病?很多人认为疾病就是人体出现了不舒服,治疗方法就是消除这些不舒服,比如发热时用冰块消除掉这个热,血压高时用降血压的药来使高压降下来,器官长了肿瘤时用刀子把它切掉。总之,就是哪里不舒服、哪个指标不正常就治哪里,头痛医头,脚痛医脚,只关注病症的本身,而不考虑病症产生的源头,那你就会错误地把给你通风报信、发现敌情的"哨兵"杀死,而不是去处理应该解决的敌情问题。

2. "哨兵"来报,提升警戒并备足粮草

比如说,在一个阴暗潮湿、常年不见阳光的森林深处放着一块烂木头,这块烂木头上常年生长着木耳。如果你把木耳摘掉,过阵子木耳又会长出来。如何才能让这块木头不再长木耳呢?方法很简单,你只需要把这块木头放在太阳下晒,不再让它处于阴暗潮湿的环境中。当这块木头由湿变干后,木耳自然就会消失不见,再也不会长木耳了。人体长肿瘤就像湿木头长木耳一样,根本原因是人体内部环境出现了问题,如果只是简单地把肿瘤切掉,过一段时间它又会像木耳一样重新长出来,因为人体内部环境并没有发生任何改变。正确做法是改变人体内部环境,当人体环境恢复正常运转后,体内环境不再适宜肿瘤生长,肿瘤就不会再长出来。

疾病是人类与大自然相处过程中的自我保护现象，大家不应该仇恨我们身体出现的一些症状。那么这些症状是如何产生的呢？举例来说，比如一个人进入冷库后出现发热的症状，这发热是怎么回事呢？正常情况下，人体通过毛孔的开合进行排汗、散热，从而起到调节体温的作用。现在这个人突然跑进了冷库，冷库中的冷空气通过毛孔进入人体内部，此时身体意识到有外物入侵，所以选择关闭毛孔来阻止冷空气的入侵，这时候皮肤上会出现很多鸡皮疙瘩，这是身体关闭毛孔的现象。现在毛孔虽然已经关闭了，但是部分冷空气已经入侵到了人体内部，此时人体就选择用排汗的形式把这些入侵的外邪排出体外。身体通过加快心脏速率以提供更多热量，心脏跳动加快使得血液流动变快，进而导致血管的压力变大，由于头部的血管丰富且敏感，加快流动速度的血液冲击到头部就出现了头痛。此时，身体机能整体运转都在变快，但是人体的毛孔依旧没能打开，内部产生的大量热量无法通过毛孔释放，只能通过呼吸的形式排出体外，所以这时人就出现了呼吸急促、喘息的现象。一测体温就会发现发热了，且伴随着头痛、肌肉痛、关节痛、呼吸急促等症状。这时候很多人会选择用退烧药、冰袋之类的寒凉物想降低体温，结果把体表的病邪压到身体更深的地方，如果压到了肺部就会出现咳嗽、肺炎，压到了心脏有可能出现心肌炎，压到了肠胃可能出现便秘、拉肚子。如何正确治疗这个发热呢？首先我们得明理，人体产生高温是为了开毛孔排汗、排出冷气，你帮助身体完成排汗这个目的，外来入侵物被赶出体外，人体自然就会放下警戒，恢复正常体温。医圣张仲景会开麻黄汤，因为麻黄汤的功能是帮助人体打开毛孔，同时为肺、脾胃提供津液，当体内津液足够且关闭的毛孔也打开了，于是身体就可以顺利地把入侵到体内的外邪排出体外。敌人赶出去了，身体的防御系统会停止战斗，恢复正常，于是发热也就好了。所以大家小时候得风寒感冒的时候，家里人都会煮一碗热乎乎的姜汤给你喝，当你喝完姜汤盖上被子捂出一身汗后，感冒就好了，这是古人传承下来的智慧，简单且高效，可是现在很多人都丢掉了。

再比如说一个人吃了变质的食物拉肚子，拉肚子这个现象是不是病呢？为什么会拉肚子呢？因为这个人已经把坏掉的食物吃进了肚子里，身体为了快速把这些对身体有害的食物排出体外，于是协调消化系统分泌出大量肠液，用大量液体把这些垃圾冲洗出去，于是就出现了吃完坏东西马上拉肚子的现象，很明显这是身体自我保护的体现。当弄明白了这个原理，你还会用止泻药来阻止身体排出这些变坏的食物吗？如果这时候选择吃吸水能力很强的蒙脱石散，蒙脱石散在体内就把肠道分

泌的水液吸走了，于是拉肚子现象停止了，但是这种操作是在阻止身体排出坏掉的食物，坏掉的食物没能及时地排出，会导致肠炎、慢性肠炎。正确的做法是帮身体顺利排出去这些垃圾食物，同时给身体补充点儿津液（因为大量肠液分泌在损耗津液），当体内坏掉的食物都排了出去，人体的防御系统自然会停止战斗，恢复正常。

3. 转变由仇恨疾病到感谢疾病的观念，收获长久健康

再比如现在很多孩子因为感冒时经常出现嗓子疼、扁桃体发炎等问题，于是有些家长就选择给孩子割掉扁桃体，这是很可悲的。扁桃体发炎是身体在提醒人体内部有问题，你不帮助身体解决问题，反而割掉它，这就类似一个仓库着火了，警报器响了起来，你不去救火反而把警报器摘掉了。警报器没了当然一片安静，但是也许大火把仓库烧干净了你都不知道。所以说疾病是身体自我保护的表现，这些症状是在提醒我们身体的内部环境出现问题了。我们不应该遇到症状就消灭症状，而是应该了解人体具体是哪里出现了障碍，然后帮助人体扫除障碍。当障碍被消除了，病症自然也就消失了。

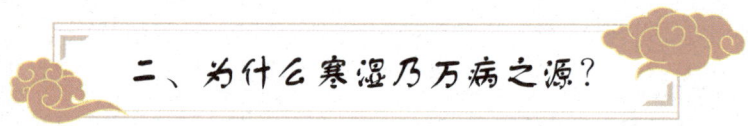

二、为什么寒湿乃万病之源？

1. 生活习惯的改变使得寒湿丛生

金氏五行升降中医综合现代人们的生活、饮食、作息等各方面的习惯，总结认为寒湿是万病之源，人体的绝大部分疾病都是寒湿导致的。寒湿一来，就会引起肾水寒，肾水寒就会导致脾土湿、脾土板结硬，中土脾胃的运转出现障碍，脾不升、胃不降，这相当于人体气机运转的中轴，也就是我们人体气机升降的枢纽出现了问题。这个枢纽就像是大门的轴，这个中轴生锈了，门就没办法顺利关紧或完全打开，卡在某一个地方，使得想进门或出门的人受到了阻碍。那脾胃既然是中轴，是枢纽，当中焦脾胃出现问题的时候，人体该升的气升不上去，该降下去的气也不能完全降下去，人体就逐渐开始出现不舒服的症状。人体气机升降出现问题的根本原因是肾水寒、脾土湿。寒湿是万病之源。

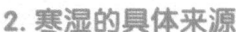

2. 寒湿的具体来源

寒湿既然是万病之源,那么寒湿是怎么来的呢?肾水寒的第一个源头是遗传,父母的寒湿体质会在怀孕时传递给孩子;第二个源头是房劳,房劳特别损伤肾阳,进而导致肾能量不足而变寒;第三个源头是生病,一个疾病的失治、误治也会加重肾水寒。

(1) 贪凉

太过贪凉是现代人普遍存在的一个问题。冰箱、空调的出现给我们的生活带来了一定的便利,可以把夏天变成冬天,把补阳气的季节变成受寒的季节。以前受寒是因为吃不饱穿不暖,现在家家户户都可以吃饱穿暖,寒湿却越来越重,这到底是什么原因呢?前面我们讲了冬吃萝卜夏吃姜的道理,夏天的时候肚子里是寒的,所以应该在夏天喝姜水去补阳。而现在大家夏天都在吃寒凉的、生的、冰的食物。这让体内寒上加寒、雪上加霜。有个中年人一张开嘴就能闻到一股酒味,他说昨天晚上和领导喝白酒,出门又碰到几个朋友在外面吃路边摊,就又坐下喝到凌晨两点多。在路边摊那里喝的凉啤酒,温度接近结冰状态,整整喝了七瓶。这零度的啤酒全部倒进肚子里,身体必须用胃阳、脾阳、肾阳把它暖热,将其加热到37℃以上后气化掉,然后再通过小便排出去。并且他肚子里还装了很多其他的食物,加上大量的凉啤酒堵在胃里,然后还在熬夜,这么多损伤肾阳的因素全部集齐了,所以他阳虚得厉害。贪凉是很损耗人体阳气的,这一点大家一定要注意。

(2) 过度输液、滥用抗生素

过度输液、滥用抗生素是当下的特色,由中国科学院广州地球化学研究所应光国课题组发布的一项研究结果表明:2013年中国抗生素使用量惊人,一年就使用16.2万吨抗生素,约占全世界用量的一半,其中52%为兽用,48%为人用,5万吨抗生素被排放进入水土环境中。大家想一想,抗生素按中医理论来说是苦寒的,输的液是寒凉的,这个时候更是在加重人体的寒湿。

(3) 饮食治病的方式错误

现在的孩子,从小发热感冒就是用抗生素,加上一天一杯牛奶,牛奶也是寒凉的,身体能好吗?孩子感冒用大量西药,西药疗效有没有?副作用确不确定?副作用百分之百有。很多家长一提到抗病毒的中成药，就会想到双黄连、清热解毒药、板蓝根等药，他们认为孩子吃这些中成药副作用小，甚至没有副作用。其实如果孩子受凉了或者感染了风寒，一碗姜水就可以解决。有点儿发热做艾灸就可以，大椎穴、曲池穴、足三里穴一灸就好。一碗酸汤面也能好，反而是越吃那些抗生素、清热解毒的中成药越严重，越输液越严重，本身就有点儿发热，治着治着就咳嗽起来了，治着治着就拉肚子了，这是病由表入里了。加上现在的孩子夏天喝冷饮，天天喝牛奶，所以说寒湿体质越来越严重。你看现在幼儿园的孩子有多少是青眼圈儿的，有多少有眼袋的。当这一代孩子长大的时候，身体状况会更差，这些孩子可是祖国的未来啊！这也是我必须传播正确的中医思维的原因。

（4）熬夜、作息不规律

现在人人基本上都可以在家看手机、看电视、追剧、刷视频，不知不觉中就经常熬夜。该睡觉的时候不睡觉，人体器官得不到该有的休息，时间久了功能也就降下去了，阳气也损耗掉了。大家见过一松一紧很有弹性的橡皮圈，如果你把它一直扯得长长的，不放松，过一段时间后你松下力来，它也不再收缩回去，因为长久持续的拉扯导致它失去了弹性。人体也是一样的道理，你该休息的时候一定要休息，一张一弛，文武之道嘛。古人都是讲究日出而作，日落而息，我们现代人由于生活、工作的原因可能做不到，但是你至少得保证晚上十一点之前睡觉，因为子时是胆经当令的时间，也是阳气初生的时间，胆气在这时候开始升发。如果你因为熬夜错过了这个时间，肝胆得不到好的休息，时间久了自然损害了阳气。

（5）思虑过度，精神压力大

脾胃为后天之本，肾为先天之本，思虑过多伤脾阳、伤肾阳。脾肾受损，百病丛生，所以我们一定要爱护好自己的身体，不要过度思虑，日常生活中劳逸结合，该放松就放松，多学学我们古圣先贤的为人处世和他们对待生活的态度。

（6）房劳过度

房劳过度也是比较损伤阳气的。有一个瘦弱的15岁男孩来找我看头上的毛囊炎。他脸上都是一块块红色的痤疮。当我把脉时发现，这个孩子的尺脉出现了问题，肾的脉浮出来了。一个才15岁的孩子不应该有房事，应该是有手淫。所以我叫他爷爷出去一下，交代孩子不要继续手淫，如果不戒的话谁也治不了他的毛病。如果不戒的话会出现什么情况呢？现在他的体质是下面寒上面热，因为肾水的寒会引起脾土的湿，脾土的湿会引起胃土的不降，胃不降导致整个上半身降不下来，现在上半身阳气降不下来，所以火就在上面烧，毛囊炎、青春痘、痤疮都是因为火降不下去导致的。

（7）饮食过度

现在的人习惯早餐随便吃或者不吃，晚餐却吃得非常丰富、比较多。晚餐吃得过饱过丰富会伤胃。胃在该休息的时候得不到休息，往胃里填入大量食物，导致胃加班加点工作，这会导致胃不和；胃不和则卧不安，所以还会导致不好入睡。晚上本该是阳气潜入阴休息的时候，现在阳无法入阴，时间久了也会伤人的阳气。有些人更是经常夜里十二点吃路边摊，这样时间久了还会吃出糖尿病。所以大家晚餐还是尽量保持清淡为好，最多吃个七八分饱就行了。

3. 寒湿重时身体各脏腑功能的改变

当肾水寒时会引起脾土湿，脾土湿会引起脾土板结硬。肾水寒还会导致肝木升发的动力减弱。举例来说，如果夏天种玉米的话，种子可以在一个星期内破土而出。如果在冬天的时候种玉米，玉米种子三个月也不会发芽。为什么玉米种子在夏天容易发芽，在冬天不容易发芽呢？这是因为夏天与冬天的气温差异，气温的高低决定了植物生发动力的强弱。人体就像这大自然中的种子一样，肾水寒相当于气温低，人体中的肝木相当于大自然中的植物，寒冷的天气会导致植物生长缓慢，同样的道理，肾水寒会导致肝木的升发之力弱。

由于肾水寒会导致脾土湿、脾土板结硬，进一步导致肝木的升发之力减弱。正常情况下，肝木左升才可以生心火，现在柔弱的肝木没有能力穿过湿硬的脾胃之土，左升出现障碍无法正常进行。正常情况下，心火、肺金通过右降到达肾水以温暖肾水，现在心火、肺金无法正常穿过湿硬的脾胃之土，右降出现了障碍无法正常进行。所以肾水寒、脾土湿、脾土板结硬会导致人体气机的左升右降都出现障碍。左升右降出现障碍时，病症就呈现了出来。比如当人体的肝气升不上去时，会出现肝郁、肝火等现象，进而会发展成肝阴肝血亏虚、肝阳上亢等现象，肝气升不上去还会出现下陷现象，肝气下陷会导致人体下半身出现大量疾病。当心火、肺金、胆

木降不下去时会郁而化火,进而导致人体上半身出现各种热象。由于上面的心火降不下来,下面的肾水得不到心火的温煦就变寒,进而导致人体下半身出现各种寒象,于是就出现了"上热下寒"的体质,当代很多人就是这种体质。

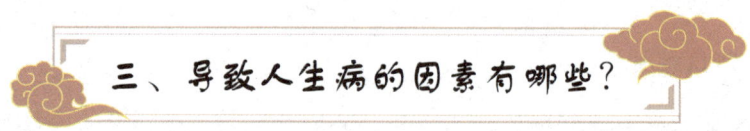

三、导致人生病的因素有哪些?

1. 气机升降失常

人体的气机运转通畅,则升降出入有序、阴阳平衡,所以人体健康无恙。如果人体的气机周流运转出现障碍,则升降出入也会出现异常,于是人体的阴阳失去平衡,人体无法正常运转,各种病症就出现了。所以人体所有的疾病都是因为人体气机运转失常导致的。大部分疾病最开始的时候只是出现在气的层面,物质层面上并未发生异常。比如某个人心脏不舒服,去医院检查心脏却查不出任何指标异常,这是因为这个人的心病只是在气的层面上出现了问题,西医的仪器检查不出来。这时候如果有高明的中医及时介入,借助中药、针法及按摩等方式,帮助身体调整好气机运转,病也就没了。但是如果没及时处理,病情逐渐发展,气机运转异常久了会出现郁而化热的现象,且伴随着产生瘀血、痰饮等病理产物,这些病变久了就有可能导致形体上的病变,比如肺结节就是因为肺气长期不能正常运转,肺气以及津液停滞在肺部久了出现痰饮,痰饮瘀滞在肺部久了会导致肺部器官出现病变。

《四圣心源》曰:"天有六气,地有五行,人为天地之中气,秉天气而生六腑,秉地气而生五脏。内伤者,病于人气之偏,外感者因天地之气偏,而人气感之。"这句话意思是说人体的五脏六腑之气是与天地之气相对应的,人的内伤病是因为人体气机运转障碍导致的,外感病是人体之气感受到天地间的偏气,偏气导致人体气机运转出现障碍进而得病。

2. 饮食失宜或过度偏嗜

我们可以通过呼吸得到天之气,通过吃五谷杂粮得到地之气。一年四季的风寒暑湿燥火属于天之气,食物中的酸甜苦辣咸属于地之气。它们在帮助人体的同时

也有可能让人体气机运转失常,进而得病。大自然中的气机有着自己的运行规律,如果人体气机运转没能与大自然的气机运转保持同频共振,人就会得病;如果说人体气机与大自然的气机运转规律同频共振,但是大自然的气机运转出现了问题,人也会得病。比如十个人一起吃海鲜,九个人吃了没事,一个人吃了之后出现拉肚子的现象,这是海鲜的问题吗?很明显不是,因为其他九个人吃了海鲜并没有感觉不舒服。那为什么就这一个人拉肚子呢?因为这个人正气弱,脾胃虚弱,没有能力消化掉这些寒凉的海鲜,于是就拉肚子了。

3. 气候异常导致疫疠之气横行

一年四季中该冷的时候不冷,该热的时候不热,大自然该升的时候不升,该降的时候不降,大自然就生病了。大自然生病的时候容易出现极端天气、庄稼歉收、害虫灾害、瘟疫等自然灾害。自然生病的时候人体也容易受到影响,这时候比拼的就是人体自身的抵抗力、免疫力。新冠疫情最初很严重的时候,依然有很多人没有被感染或者病情较轻,这就是因为他们的正气足,正气内存,邪不可干。我们知道人体生病的根本原因是人体的气机运转出现了异常,导致气机运转失常的具体因素可以划分为外因、内因以及不内不外因。

外因主要来自自然界。大自然正常运转的时候会出现"五气",即风寒暑湿燥,其中春主风、夏主暑、夏主湿、秋主燥、冬主寒。又因为风寒湿燥在一定条件下可以化火,所以也把火加入五气之中,这就是自然界的"六气"。六气运转正常时叫正气,如果非其时而有其气就变成了邪气,也就是常说的气候反常。常说的风邪、湿邪指的就是这种不正常的自然之气。不正常的六气被称为"六淫"。六淫是导致人生病的主要外因。当人体的五脏六腑与自然界的五运六气同频共振时,人就是健康的;如果自然的五运六气出现异常,人体内的五脏六腑也容易受到影响出现异常,人就病了。所以五运六气学说可以预测疾病,这不是迷信,这是我们老祖宗的智慧。

4. 七情内伤,情绪长期过度蓄积

人的七情六欲过度也会导致疾病,人的情绪导致的疾病属于内因。七情指的是喜怒忧思悲恐惊,如果七情过亢或者过抑都会导致人体五脏六腑的气机运转失常。《黄帝内经》言:"喜伤心,怒伤肝,思伤脾,忧伤肺,恐伤肾。"又言:"怒

则气上，喜则气缓，悲则气消，恐则气下，惊则气乱，思则气结。"这就是七情导致的情志病。六欲指的是"眼、耳、鼻、舌、身、意"的生理需求或愿望。《道德经》言："五色令人目盲，五音令人耳聋，五味令人口爽，驰骋畋猎令人心发狂，难得之货令人行妨。是以圣人为腹不为目，故去彼取此。"这里说的就是六欲的危害，佛家讲的"六根清净"指的就是没有任何欲念的境界，当然也就免受六欲对人体的危害。所以我们日常生活中要多多留意自己的七情六欲，不过分执着，随时保持情绪稳定，尽量减少贪嗔痴慢疑，这样身体气机运转也就顺畅，活得也豁达自在，身体自然也就健康少病。

5. 外伤损害

外伤损害既不属于内因也不属于外因，比如跌打损伤、虫蛇咬伤、劳累伤、饮食伤等都属于不内不外因。这些意外伤害同样会导致人的形体出现损坏或气机运转出现异常。

第五章
金氏升降诊法

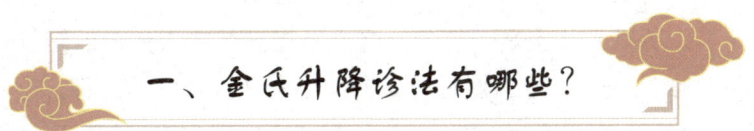
一、金氏升降诊法有哪些？

金氏五行升降中医只需要通过辨别阴阳，然后判断升降哪方面不好，在辨阴阳识标本的基础上，能让你快速诊断辨证，运用基础方加减，精准开方。其中，判断升降是核心内容，那么金氏升降诊法有哪些呢？金氏升降判断有四大诊法：

1. 把脉判断升降

正常人的脉不浮不沉，不大不小，从容和缓，一息四至到一息五至。怎么判断是左升的病还是右降的病呢？通过把脉来确定，对比左手脉和右手脉，如果左手的脉更有力，则是左升有问题。原理是因为堵了，堵了就不通，不通就化热，则脉有力。如果右边脉更有力，就是右降不好。记住一句话，只要不是特别细弱，脉越大病越重。

2. 以肚脐为界辨升降

以人体肚脐为分界线，将人体上下分为两段，肚脐以上为阳，肚脐以下为阴。阳位宜降，阴位宜升。所以如果病症出现在上半身阳位，大概率是降得不好；如果病症出现在下半身阴位，大概率是升得不好。

正常情况下，人体上半身的阳气要降下来，人体下半身的阴气要升上去，这样才能做到阴阳交合，生机不断。如果阳气堵在上半身降不下来，就会导致上半身出问题，时间久了，下半身的脏腑气机也会受到影响。因为人是一个整体，牵一发而动全身。同样的道理，如果阴气堵在下半身升不上去，就会导致下半身出问题。时间久了同样也会引起上半身脏腑气机出现问题，影响全身的功能，这也是一体多病的来源和原因，升和降都有问题。比如一个人眼睛肿痛，症状出现在上半身，说明气机的右降出现了障碍；小腹疼痛，症状出现在下半身，说明气机的左升出现了障碍。

3. 以一天之中的阳气判断升降

一天之中，太阳左升右降，早上太阳出来了阳气逐渐上升，中午过后，太阳西下，阳气逐渐下降。晚上 0 点是阴气最盛的时候。物极必反，阴盛到了极致那么阳气就开始上升了。所以人体也是一样的，晚上 0 点开始，人体内的阳气也是逐渐上升的，到中午 12 点为止，这段时间是阳升并逐渐达到顶峰的过程，这就是上半天的气机以升为主；到了中午 12 点，阳气达到顶峰，阴气逐渐增长，就是阳气逐渐下降的过程；再到晚上 0 点，阴气增长达到巅峰，所以下半天的气机以降为主。如果一名患者的症状都是在上半天加重，则大概率是人体气机升得不好导致的。如果患者的症状下半天会加重，则大概率是人体气机降得不好导致的。

4. 以脏腑功能判断升降

根据脏腑之间的关系，脾升胃降，脾与胃互为表里；肾升膀胱降，肾与膀胱互为表里；肝升胆降，肝与胆互为表里；心降小肠升，心与小肠互为表里；肺降大肠升，肺与大肠互为表里。脏腑气机升降出现问题就会出现对应脏腑的疾病，所以如果脏腑出现疾病症状，就代表对应的脏腑之气的升降出现了问题，且互为表里的脏腑很容易一病俱病。举例来说，如果一个人的心脏出现了病症，就可以推断出这个人的心气降得不好，因为心与小肠互为表里，所以这个人小肠之气升得也不会好。如果一个人的胃出现了具体的症状，就可以推断出这个人的胃气降得不好，脾与胃互为表里，所以可以推断出这个人的脾气升得也不会好。

二、脉诊

1. 脉诊的原理

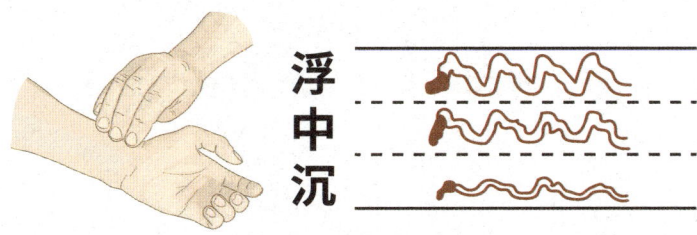

很多人应该会有这样的困惑：为什么中医摸一下手腕就可以了解人体的内部情况呢？道理很简单，因为人体是靠气机的带动运转的，人体的气血皆行于经脉，所以不管是哪个脏腑的气血出现问题，都会在对应的十二经脉上呈现出来。由于肺主气，寸口脉的位置是"手太阴肺经"的起始位置，十二经脉均起于寸口且终于寸口，所以脏腑出现问题都可以在寸口脉那里呈现出来。这种常见的摸脉方法叫"寸口脉法"。

脉的浮与沉是怎么回事呢？我们可以把人体的经脉理解为软质水管，人的皮肤相当于在水管上面盖了一块布，我们可以隔着布摸出来水管中水流的快慢、强弱情况。如果说水管中的水很满，那么手轻轻搭在布上就可以摸到水管里面水的流动状态。如果水管里面的水很少，那么需要把水管按瘪才可以摸到水管中的水流状态。同样的道理，经脉是气机的循行管道，如果经脉中的气血充足，那么你把手轻轻搭在皮肤上就可以摸到脉的跳动，这种脉就是浮脉。当经脉中的气血不足时，需要用力按压皮肤才可以摸到脉的跳动，这种脉就是沉脉。什么是迟脉和数脉呢？正常人每次呼吸脉跳动 4～5 次，如果呼吸之间脉跳动的频率大于 4～5 次，就是数脉；如果呼吸之间脉跳动的频率小于 4～5 次，就是迟脉。为什么数脉代表热，迟脉代表寒呢？因为脉跳动的次数代表人体内部的运转速度。脉跳动越快，代表人体的运转频率越快，人体运转越快，产热就越多，所以说数脉代表热，同样的道理，迟脉代表寒。

2. 寸口脉法的定位与诊断

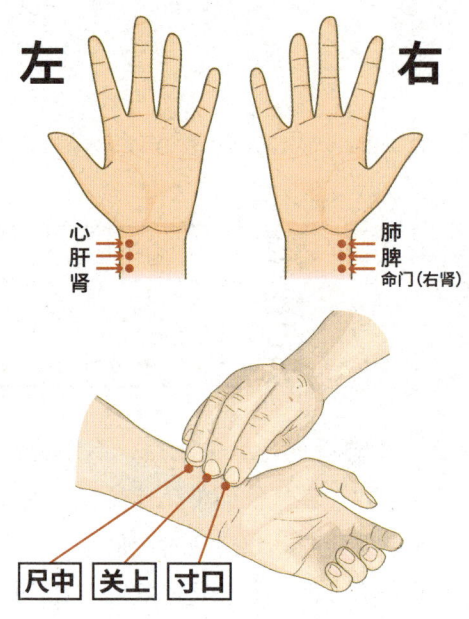

人体左右手的寸、关、尺分别代表着人体不同的脏腑。左手的寸关尺分别代表心、肝、肾，右手的寸关尺分别代表肺、脾、命门。所以通过了解不同位置的脉象，可以推断出对应脏腑的运转情况。如何定位寸关尺三部呢？在手腕外侧有一个凸起的小骨头叫桡骨头，桡骨头附近有脉跳动的地方就是关部，关部上、下的位置分别就是寸部和尺部。传统中医把脉是先把中指指目放在患者的关部（桡骨头附近的脉），食指指目放的位置就是寸部，无名指指目放的位置就是尺部，这就是所谓的"中指定三关"。这里说的指目是位于指尖和指腹之间的区域。整体把脉时，食指、中指、无名指三指斜向下，与受诊者体表呈45度左右。按压力度由轻到重，然后由重到轻，慢慢感受每个脉的跳动情况，进而通过脉跳动的情况判断人体内部的运转情况。这就是寸口脉法的大概情况。

3. 金氏脉法

金氏五行升降理论的脉法简化了传统的寸口脉法，不需要寸关尺，不需要浮中沉，不需要三部九候，只需要把握左右手三部整体的脉象大或小即可，以此来判断到底是升得不好还是降得不好。健康的人体内气机左升右降运转通畅，左手和右手的脉跳动的力度是差不多的，如果人体气机的左升或者右降出现障碍，则人体左手的脉跳力度和右手的脉跳力度就会发生变化。所以说如果一个人的左手和右手的脉跳力度差异比较明显，则说明他的左升、右降出现了问题。哪边脉跳力度大就说明哪边的气机运行出现了问题。

哪边大就是哪边出现问题这一说法的原理是什么？相信大家都见过水泵抽水，抽出来的水在软管中流动，如果你把软管的出水口压扁的话，水会喷出得更远，更有劲。因为管口局部压扁后会导致水流不通畅，于是引起局部压力变大。同样的道理，由于人体气血运行时出现了淤堵不通畅，进而导致局部压力变大，所以脉跳会更有力。所以说我们摸左右手脉跳时，哪边脉跳更有力就说明哪边的气机运转出现了障碍。

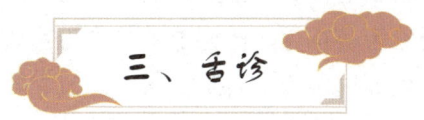

三、舌诊

1. 舌诊的原理

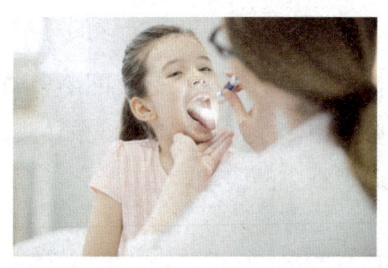

舌诊，顾名思义就是通过观察舌象来了解人体内部运转情况的诊断方法。传统中医认为舌与经络相连，舌苔由脾胃之气蒸化胃中食浊而产生。舌的变化可以反映脏腑的功能状态变化。脏腑的虚实、气血津液的盛衰盈亏、疾病的轻重都可以从舌象上表现出来。舌的分区方法很多，比如以脏腑分区，以五行分区，以三焦分区，以经络分区等，其中脏腑分区法是比较常见的分区方法。下面介绍一下脏腑分区法。

2. 脏腑分区法

根据人体的脏腑分布情况，可以将舌分成五个区域，即舌尖、舌中间、舌左侧、舌右侧、舌根。其中，舌尖对应着心肺，舌中间对应着脾胃，舌左侧对应着肝，舌右侧对应着胆，舌根对应着肾。需要注意的是，这里提到的左右是患者的左右，不是医生的左右。

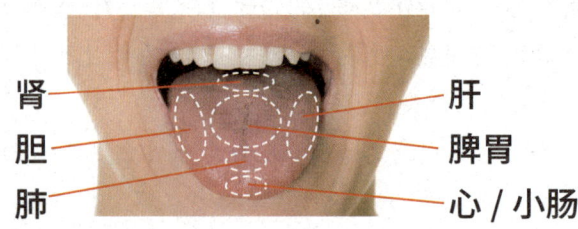

为了保证诊断的准确性,舌诊时要注意光线条件,因为光线的强弱和色调对舌诊的颜色判断影响很大,尽量选择白天自然光线充分的环境条件进行望舌诊断。另外,现在很多人选择用手机拍舌寻求网络诊断,基于现在的大部分手机都自带美颜功能,拍出来的舌象很容易误导中医的诊断。食物以及药物对舌诊的影响也比较大,一些食物和药物会给舌苔染色,比如吃了芒果舌苔更黄,喝了牛奶舌苔更白。一些辛辣或者过热的食物会刺激舌下血脉扩张,进而导致舌质加深。所以诊断前要了解患者的饮食情况,防止误诊。舌诊时要在充分的自然光下看患者的舌头,并且要求患者的舌头要自然地伸出来,充分暴露舌体,但是不要用力伸舌头,如果太过用力就看不到真实的舌体了。

正常舌是淡红舌,薄白苔。舌面没有凸起、凹陷和缺损,也没有红点和瘀点,舌体柔软灵活,嫩老、胖瘦适中,非常圆润饱满。如果舌象出现与正常舌不一样的情况,则代表人体内部出现了相应的问题。

	正常舌象的特征
舌形	呈椭圆形,边缘圆钝无缺,舌体厚薄、大小、胖瘦适中,舌面平坦,舌正中沟笔直无偏,两侧对称
舌苔	舌苔薄白洁净,润泽但不水滑,分布自然,无偏全与剥脱
舌质	舌质淡红,鲜明但不娇艳,无斑点与芒刺,味觉正常,舌体无疼痛麻木感
舌纹	舌体无裂纹,舌苔亦无杂纹
舌态	运动灵活但不震颤,柔韧但不痿软,言语清晰流畅,有神气
舌底	舌下络脉无青紫与怒张,无赘生物

常见的不正常舌象

凹陷	代表脏腑气不足或者脏腑被切
凸起	代表脏腑胀气或长东西了（按阳陵泉痛注意胆结石，按阴陵泉痛注意肾结石）
缺损	代表脏腑功能弱
白苔	代表寒
黄苔	代表热
黄腻苔	代表湿热
小红点	代表淤堵（炵点代表热，有火；洈点代表湿和寒）
裂纹	代表脏腑功能特别弱

3. 舌诊的内容及顺序

舌诊主要是望舌质、望舌苔、望舌下络脉。望舌顺序是先望舌尖，再望舌中、舌边，最后看舌根。

（1）望舌质

望舌质主要是看舌质的色、形、态。

舌色：舌色又分为淡白、淡红、红、绛、紫、青。淡红色是正常色，如果舌色比淡红色还要浅，代表着寒或者气血不足。如果舌色比淡红色深，代表体内有虚热或者实热。紫色、青色代表有瘀滞，比如可能有瘀血等。

舌形：舌形又分为老嫩、胖瘦、裂纹、芒刺、齿痕等。老舌代表着实，嫩舌代表着虚。胖大舌就是舌体肿胀，经常伴随着齿痕，即舌周边都是齿痕，比如水饮痰湿以及瘀滞都会出现胖大舌。瘦薄舌经常是因为气血阴液不足导致的，比如气血两虚、阴虚火旺时会出现瘦薄舌。芒刺舌就是舌面的软刺增大高凸，像刺一样，经常是因为体内邪热导致的，比如舌尖有芒刺就代表心火亢盛，舌边有芒刺就代表肝胆火亢盛。裂纹舌指的就是舌面上有裂纹，裂纹处没有舌苔覆盖，代表对应区域津液耗伤，舌体失去津液濡养所致。齿痕舌就是舌体边缘有牙齿压出的痕迹，经常是因为体内水湿瘀滞导致舌体胖大，胖大的舌体长期受到牙齿的挤压所致，所以齿痕舌常与胖大舌同时出现。舌体凸出为实，凹陷为虚。比如一个人舌头的中间脾胃反射区凹陷下去了，就代表他脾胃虚弱，反过来，如果肺的反射区凸出来了，就代表肺有实，可能有结节等东西。

舌态：舌态是指舌体的动态。正常舌态多表现为舌体伸缩自如，运动灵活，提示脏腑功能旺盛，气血充足，经脉调匀。常见的病理舌态包括痿软、强硬、歪斜、颤动、吐弄、短缩等。

痿软舌，舌体软弱，无力伸缩，痿废不用。主气血俱虚、阴亏已极。痿软舌多因气血亏虚，阴液亏损，舌肌筋脉失养而废弛，致使舌体痿软。舌痿软而淡白无华者，多属于气血俱虚，多因慢性久病，气血虚衰，舌体失养所致。舌痿软而红绛少苔或无苔者，多见于外感病后期，热极伤阴，或内伤杂病，阴虚火旺所致。舌红干而渐痿者，乃肝肾阴亏，舌肌筋脉失养所致。

强硬舌，舌体板硬强直，失于柔和，屈伸不利，甚者语言謇涩。主热入心包、热盛伤津、风痰阻络。强硬舌多因外感热病，邪入心包，扰乱心神，致舌无主宰；或热盛伤津，筋脉失养，使舌体失其柔和之性，故见强硬；或肝风夹痰，风痰阻滞舌体脉络等，亦可使舌体强硬不灵。舌强硬而色红绛少津者，多因邪热炽盛所致。舌体强硬、胖大兼有厚腻苔者，多因风痰阻络所致。舌强语言謇涩，伴肢体麻木、眩晕者，多为中风先兆。由于舌能调节发音，故强硬舌多兼见语言謇涩。《备急千金要方》曰："舌强不能言，病在脏腑。"《辨舌指南》曰："凡红舌强硬，为脏腑实热已极。"这说明舌强硬虽为局部表现，但与内在脏腑的病变密切相关。

歪斜舌，伸舌时舌体偏向一侧。多见中风或中风先兆。歪斜舌多因肝风内动，夹痰或夹瘀，痰瘀阻滞经络，使一侧舌肌弛缓，伸缩无力，导致伸舌时舌体向此侧偏斜。《辨舌指南》曰："若色紫红势急者，由肝风发痉，宜息风镇痉；色淡红势缓者，由中风偏枯。若舌偏歪，语塞，口眼㖞斜，半身不遂者，偏风也。"

颤动舌，舌体震颤抖动，不能自主，轻者仅伸舌时颤动；重者不伸舌时亦抖颤难宁。颤动舌多主肝风内动。凡气血亏虚，使筋脉失于濡养而无力平稳伸展舌体；或因热极阴亏而动风、肝阳化风等，皆可出现舌颤动。久病舌淡白而颤动者，多属血虚动风；新病舌绛而颤动者，多属热极生风；舌红少津而颤动者，多属阴虚动风、肝阳化风。另外，酒毒内蕴，亦可见舌体颤动。

吐弄舌，舌伸于口外，不能回缩者，称为吐舌；舌微露出口，立即收回，或舌舐口唇四周，摆动不停者，称为弄舌，多主心脾有热。心开窍于舌，脾开窍于口，心脾有热，故舌常伸于口外。吐舌可见于疫毒攻心，或正气已绝；弄舌多见于热甚动风先兆。吐弄舌亦可见于小儿智力发育不全。

短缩舌，舌体卷短、紧缩，不能伸长，甚者伸舌难于抵齿。主寒凝、痰阻、血虚、津伤。舌短缩，色淡白或青紫而湿润者，多属寒凝筋脉，舌脉挛缩；或气血俱虚，舌失充养，筋脉痿弱而显短缩。舌短缩而胖，苔滑腻者，多因脾虚不运，痰浊内蕴，经气阻滞所致。舌短缩而红绛干燥者，多因热盛伤津，筋脉挛急所致。总之，病中见舌短缩，是病情危重的表现。此外，先天性舌系带过短，亦可显现舌短缩，但无辨证意义，应与短缩舌鉴别。

（2）望舌苔

舌苔是怎么形成的，舌苔是指散布在舌面上的一层苔状物，由胃气向上熏蒸胃中谷气、食浊，凝聚于舌面而形成。正常的舌苔是什么样的：正常的舌苔，一般是薄白均匀、干湿适中，舌面的中部和根部稍厚。由于患者的胃气有强弱、病邪有寒热，故可形成各种不同的病理性舌苔。望舌苔要注意苔质和苔色两方面的变化。

（3）望苔质

苔质是指舌苔的质地、形态。常见的苔质变化有薄厚、润燥、腻腐、剥落、偏全、真假等几个方面。

薄、厚苔：舌苔的薄、厚以"见底""不见底"作为标准，即透过舌苔能隐隐见到舌质者，称为薄苔，又称见底苔；不能透过舌苔见到舌质者，称为厚苔，又称不见底苔。主要反映邪正的盛衰和邪气的深浅。薄苔多见于疾病初起，病邪在表；厚苔多主邪盛入里，或内有痰饮食积。薄白苔为正常舌苔的表现之一。舌苔薄白而均匀，或中部稍厚，干湿适中，为正常舌苔，提示胃有生发之气；若在病中，说明病情轻浅，未伤胃气。厚苔是由胃气兼夹湿浊、痰浊、食浊等熏蒸，积滞舌面所致，说明疾病在里，病情较重。舌苔的厚薄变化，称为舌苔的消长。舌苔由薄转厚，为舌苔长，提示邪气渐盛，或表邪入里，为病进；舌苔由厚转薄，为舌苔消，提示正气胜邪，或内邪消散外达，为病退的征象。舌苔的厚薄转化，一般是渐变的过程，如薄苔突然增厚，提示邪气极盛，迅速入里；苔骤然消退，舌上无新生舌苔，为正不胜邪，或胃气暴绝。

润、燥苔：舌苔润泽有津，干湿适中，称为润苔；舌面水分过多，扪之湿滑，甚者伸舌欲滴，称为滑苔；舌苔干燥，望之干枯，扪之无津，甚则舌苔干裂，称为燥苔；苔质颗粒粗糙如砂石，扪之糙手，称为糙苔。主要反映津液的盈亏和输布情况。润苔是正常舌苔的表现之一，是胃津、肾液上承，濡润舌面的表现。疾病过程中见润苔，提示体内津液未伤，如风寒表证、湿证初起、食滞、瘀血等均可见润苔。滑苔为水湿之邪内聚的表现，主痰饮、水湿，因寒湿内侵，或阳气虚衰，不能运化水液，寒湿、痰饮内生，聚于舌面而成。燥苔提示体内津液已伤，如邪热炽盛、大汗、吐泻后，或过服温燥药物等，导致津液不足，舌苔失于濡润而干燥；亦有因痰饮、瘀血内阻，阳气被遏，津液输布障碍而不能上承舌面而见燥苔。糙苔可由燥苔进一步发展而成。舌苔干结粗糙，津液全无者，多见于热盛伤津之重证；苔质粗糙而不干者，多为秽浊之邪盘踞中焦。舌苔由润变燥，表示热重津伤，或津失输布；舌苔由燥转润，主热退津复，或饮邪始化。故《辨舌指南》曰："滋润者其常，燥涩者其变；润泽者为津液未伤，燥涩者为津液已耗。"此外，《察舌辨症新法》指出："湿证舌润，热证舌燥，此理之常也。然亦有湿邪传入气分，气不化津而反燥者；热证传入血分，舌反润者。"这说明，舌苔的润、燥、滑、糙形成的机理不是单一的。

腻、腐苔：苔质颗粒细腻致密，融合成片，如涂有油腻之状，紧贴舌面，揩之不去，刮之不脱，称为腻苔；苔质颗粒疏松，粗大而厚，形如豆腐渣堆积舌面，揩之易去，称为腐苔；若舌上黏厚一层，犹如疮脓，则称为脓腐苔。腻苔主痰饮、湿浊、食积；脓腐苔主内痈。腻苔多由湿浊内蕴，阳气被遏，湿浊、痰饮停聚舌面所致。舌苔厚腻，多为湿浊、痰饮、食积；舌苔白腻不燥，自觉胸闷，多为脾虚湿困，阻滞气机；舌苔白腻而滑者，为痰浊、寒湿内阻，阳气被遏，气机阻滞；舌苔黏腻而厚，口中发甜，是脾胃湿热，邪聚上泛；舌苔黄腻而厚，为痰热、湿热、暑湿等邪内蕴，腑气不畅。腐苔的形成多因阳热有余，蒸腾胃中秽浊之邪上泛，聚积舌面，主食积胃肠，或痰浊内蕴。脓腐苔多见于内痈或邪毒内结，是邪盛病重的表现。病中腐苔渐退，续生薄白新苔，为正气胜邪之象，是病邪消散；若腐苔脱落，不能续生新苔者，为病久胃气衰败，属于无根苔。

剥（落）苔：舌面本有舌苔，疾病过程中舌苔全部或部分脱落，脱落处光滑无苔。根据舌苔剥脱的部位和范围大小不同，可分为以下几种：舌前半部苔剥脱者，称为前剥苔；舌中部苔剥脱者，称为中剥苔；舌根部苔剥脱者，称为根剥苔；舌苔多处剥脱，舌面仅斑驳残存少量舌苔者，称为花剥苔；舌苔不规则地剥脱，边缘凸起，界限清楚，形似地图，部位时有转移者，称为地图舌；舌苔全部剥脱，舌面光洁如镜者，称为镜面舌，又称光滑舌；舌苔剥脱处舌面不光滑，仍有新生苔质颗粒可见者，称为类剥苔，主胃气不足，胃阴损伤，或气血两虚。剥（落）苔的形成总因胃气匮乏，不得上熏于舌，或胃阴损伤，不能上潮于舌所致。由于导致胃气、胃阴亏损的原因不同，损伤的程度亦有轻重，因而形成各种类型的剥脱苔。舌红苔剥多为阴虚；舌淡苔剥或类剥苔多为血虚或气血两虚；镜面舌色红绛者，为胃阴枯竭，胃乏生气之兆，属阴虚重证；舌面光洁如镜，甚则毫无血色者，主营血大虚，阳气虚衰，病重难治；舌苔部分脱落，未剥脱处仍有腻苔者，多为正气亏虚，痰浊未化，病情较为复杂。剥（落）苔的范围大小，多与气阴或气血不足的程度有关。剥脱的部位多与舌面脏腑分属相应。地图舌以儿童多见，多与阴虚禀赋体质有关。总之，观察舌苔的有无、消长及剥脱变化，不仅能测知胃气、胃阴的存亡，亦可反映邪正盛衰，判断疾病的预后。舌苔从全到剥，是胃的气阴不足，正气渐衰的表现；舌苔剥脱后，复生薄白之苔，为邪去正胜，胃气渐复之佳兆。

辨舌苔的剥落还应与先天性剥苔加以区别。先天性剥苔是生来就有的剥苔，其部位常在舌面中央人字界沟之前，呈菱形，多与先天因素有关。

偏、全苔：舌苔遍布舌面，称为全苔。舌苔半布，偏于前、后、左、右某一局部，称为偏苔。病中见全苔，常主邪气散漫，多为湿痰中阻之征。舌苔偏于某处，常提示该处所候脏腑有邪气停聚。舌苔偏于舌尖部，是邪气入里未深，而胃气却已先伤；舌苔偏于舌中、舌根部，是外邪虽退，但胃滞依然；舌苔仅见于舌中，常是痰饮、食浊停滞中焦；舌苔偏于左或右，常提示肝胆湿热之类疾患。偏苔应与剥苔鉴别。偏苔为舌苔前、后、左、右厚薄不均，而非剥苔之本来有苔而剥落，以致舌苔显示偏于某处。若因一侧牙齿脱落，摩擦减少而使该侧舌苔较厚者，亦与病理性偏苔有别。

真、假苔：舌苔坚敛着实，紧贴舌面，刮之难去，像从舌体上长出者，称为有根苔，属真苔。若舌苔不着实，似浮涂舌上，刮之即去，不像舌上自生出来的，称为无根苔，即假苔。对辨别疾病的轻重、预后有重要意义。判断舌苔真假，以有根无根为依据。真苔是胃气所生或胃气熏蒸食浊等邪气上聚于舌面而成，苔有根蒂，故舌苔与舌体不可分离。假苔是因胃气匮乏，不能续生新苔，而已生之旧苔逐渐脱离舌体，浮于舌面，故苔无根蒂，刮后无垢。

平人之正常苔，见薄苔有根，乃胃有生气。病之初期、中期，舌见真苔且厚，为邪气深重，正气亦盛，病属实证；久病见真苔，说明正气虽有损耗，但胃气尚存，预后较佳。无根之苔，无论厚薄，只要刮后舌面光滑，无生苔迹象，便是脾、胃、肾之气不能上潮，正气已衰竭。舌面上浮一层厚苔，望似无根，刮后却见已有薄薄新苔者，是疾病向愈的善候。

（4）望苔色

苔色的变化主要有白苔、黄苔、灰黑苔三类，既可单独出现，亦可相兼出现。各种苔色变化需要参照苔质、舌色、舌形及舌态变化进行综合分析。

白苔：舌面上所附着的苔垢呈现白色。白苔有厚薄之分。苔白而薄，透过舌苔可看到舌体者，是薄白苔；苔白而厚，舌体被遮盖而无法透见者，是厚白苔。白苔为正常舌苔，亦主表证、寒证。白苔为舌苔之本色，是最常见的苔色，其他苔色均可由白苔转化而成。苔薄白而润，为正常舌象，或表证初起，或里证病轻，或阳虚内寒。苔薄白而滑，多为外感寒湿，或脾肾阳虚，水湿内停。苔薄白而干，多由外感风热或凉燥所致。苔白厚腻，多为湿浊内停，或为痰饮、食积所致。但在特殊情况下，白苔也主热证。如苔白如积粉，扪之不燥者，称为积粉苔，常见于瘟疫或内痈等病，系秽浊湿邪与热毒相结而成。苔白而燥裂，粗糙如砂石，提示燥热伤津，阴液亏损。

黄苔：舌苔呈现黄色。根据苔黄的程度，有浅黄、深黄和焦黄之分。浅黄苔呈淡黄色，多由薄白苔转化而来；深黄苔色黄而深浓；焦黄苔是深黄色中夹有灰黑色苔。黄苔多分布于舌中，亦可布满全舌。黄苔常与红绛舌同时出现，主热证、里证。邪热熏灼于舌，故苔呈黄色。一般情况下，苔色愈黄，说明热邪愈甚，浅黄苔为热轻，深黄苔为热重，焦黄苔为热结。舌苔由白转黄，或呈黄白相间，多为外感表证，处于化热入里、表里相兼阶段，故《伤寒指掌》曰："白苔主表，黄苔主里，太阳主表，阳明主里，故黄苔专主阳明里证而言。辨证之法，但看舌苔带一分白，病亦带一分表，必纯黄无白，邪方离表入里。"薄黄苔提示热势轻浅，多见于风热表证，或风寒化热入里之初。苔淡黄而润滑多津者，称为黄滑苔，多为寒湿、痰饮聚久化热；或为气血亏虚，复感湿热之邪所致。苔黄而干燥，甚至苔干而硬，颗粒粗大，扪之糙手者，称为黄糙苔；苔黄而干涩，中有裂纹如花瓣状，称为黄瓣苔；黄黑相兼而干焦，称为焦黄苔。以上诸苔均主邪热伤津，燥结腑实之证。黄苔而质腻者，称为黄腻苔，主湿热或痰热内蕴，或为食积化腐。根据苔黄出现的部位，还可分辨邪热所在病位：舌尖苔黄，为热在上焦；舌中苔黄，为热在胃肠；舌根苔黄，为热在下焦。

灰黑苔：苔色浅黑，称为灰苔；黑苔较灰苔色深，多由灰苔或焦黄苔发展而来。灰苔与黑苔只是颜色浅深的差别，故常并称为灰黑苔。灰黑苔的分布，在人字界沟附近苔黑较深，越近舌尖，灰黑色渐浅。灰黑苔多由白苔或黄苔转化而成，多在疾病持续一定时日、发展到相当程度后才出现的。灰黑苔主阴寒内盛，或里热炽盛等。灰黑苔可见于热性病中，亦可见于寒湿病中，但无论寒、热均属重证，黑色越深，病情越重。《敖氏伤寒金镜录》云："舌见黑色，水克火明矣，患此者百无一治。"又曰："若见舌苔如黑漆之光者，十无一生。"但亦有苔灰黑而无明显症状者，如吸烟过多者，是为染苔。

苔质的润燥是辨别灰黑苔寒热属性的重要指征。在寒湿病中出现灰黑苔，多由白苔转化而成，其舌苔灰黑必湿润多津；在热性病中出现灰黑苔，多由黄苔转变而成，其舌苔灰黑必干燥无津液。舌边、舌尖部呈白腻苔，而舌中、舌根部出现灰黑苔，舌面湿润，多为阳虚寒湿内盛，或痰饮内停。舌边、舌尖见黄腻苔，而舌中为灰黑苔，多为湿热内蕴，日久不化所致。苔焦黑干燥，舌质干裂起刺者，无论外感或内伤，均为热极津枯之证。苔黑褐色或有霉斑者，为霉酱苔，多由胃肠素有湿浊、宿食，积久化热，熏蒸秽浊上泛舌面所致，亦可见于湿热夹痰的病证。

（5）望舌下络脉

望舌下络脉主要观察其长度、形态、色泽、粗细、舌下小血络等变化。

望舌下络脉的方法：让患者张口，将舌体向上腭方向翘起，舌尖轻抵上腭，勿用力太过，使舌体自然放松，舌下络脉充分显露。首先观察舌系带两侧大络脉的长短、粗细、颜色，有无怒张、弯曲等异常改变，然后观察周围细小络脉的颜色、形态有无异常。

舌下络脉异常及其意义：舌下络脉短而细，周围小络脉不明显，舌色偏淡者，多属气血不足，脉络不充。

舌下络脉粗胀、分叉，或呈青紫、绛、绛紫、紫黑色，或舌下细小络脉呈暗红色或紫色网络，或舌下络脉曲张，有紫色珠子状大小不等的瘀血结节等改变，皆为血瘀的征象。其形成原因可有气滞、寒凝、热郁、痰湿、气虚、阳虚等，需结合其他症状综合分析。舌下络脉的变化有时会早于舌色的变化，故舌下络脉是分析气血运行情况的重要依据。

4. 金氏舌象诊法

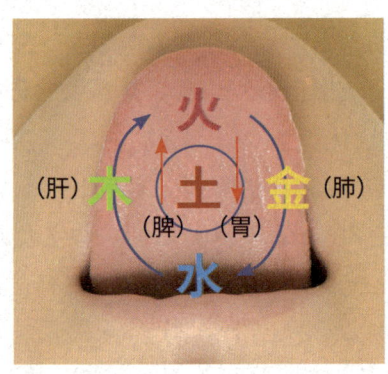

我们主张在一气运转规律的指导下望舌，这样才可以透过现象看本质，通过舌象呈现的"标"来推断疾病的"本"。人体遵循左升右降的规律，根据全息理论，人体的气机升降情况可以在舌象上反映出来。以舌正中沟为分界线可以将舌分成左右两个部分，其中左侧为肝木所主，主气的升发。右侧为肺金所主，主气的肃降。中间为中土脾胃，脾升胃降，起定中轴的作用。上为心火，下为肾水。水生木，木生火，火生土，土生金，金生水，左升右降循环无端。所以舌象可以呈现出人体一气周流运转的情况。

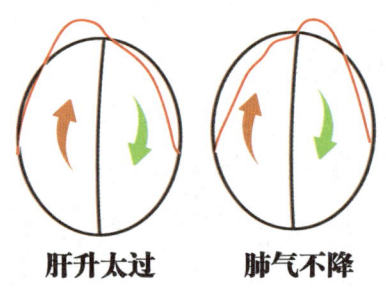

如果人体一气升降出现异常，比如左侧肝升太过或者右侧肺降不及，都可以从舌象上呈现出来。如果一个人的肝气左升太过，则舌体可能出现左侧高凸、偏大的现象，并会伴随出现偏头痛、目赤、眼睛干涩、咽喉肿痛、耳鸣、咽炎等症状。如果患者肝升太过且舌尖红赤，则容易出现肝火旺、心烦、脾气暴躁、凌晨1点到3点容易醒等症状。如果一个患者肝升太过且舌尖平直或凹陷，则容易出现气滞、气不足、头晕且思虑重、容易生闷气等症状，年轻女性容易出现月经不调、月经颜色发暗、月经量少、痛经等现象。如果一个人肺气右降不及，则容易出现胸闷咳喘、脘腹胀满、消化不良、嗳气呕逆、大便费力、肺气肿、肺结节、肺积水等病症。

大家最关注的阳虚、阴虚的舌象是什么样的呢？阳虚舌的特点是：舌体胖大，舌色淡白，舌苔白且滑润，舌两边有齿痕。阴虚舌的特点是：舌体瘦、薄，而舌色红、绛，舌苔少苔或无苔、剥苔、有裂纹。由于万病之源是寒湿，很多人舌头胖大、水润、有齿痕、有裂纹，这都是因为体内有寒湿。为什么舌头会出现裂纹呢？因为寒湿导致人体升降不顺畅，进而出现了瘀滞，瘀滞久了会产生邪火，这个邪火会损耗阴血，阴血亏损就出现了裂纹。这种现象就像干枯的河床，河床没水后被太阳晒，河床的土会慢慢变干开裂，于是河床底部就出现了密密麻麻的裂缝。人体也是同样的道理，瘀滞的邪火把人体的阴血消耗掉了，人体处于缺"水"状态，于是舌头上就出现了裂纹。裂纹舌代表阴亏，但是这个阴亏是标，寒湿才是本，是肾水寒、脾土湿导致的。有些人看到舌苔裂纹以为是身体阴亏，于是大量地吃补阴的药，这样是治不好病的，因为他被表象迷惑了。正确的治疗方法是：祛寒湿，调升降。寒湿没了，升降自然就通畅了，升降通畅了，人体自己就会把阴液给补上来。

再比如，一个人的舌头肺区有裂纹，每天凌晨3点就醒，可以判断出他肺阴亏虚。为什么到了凌晨3点多就醒呢？因为凌晨3点到5点是肺经当令，由于肺阴虚藏不住阳气，于是阳气就跑出来了。"阳入阴则睡，阳出阴则醒"，现在阳气跑出来了人当然就醒了。这个人为什么会出现肺阴虚呢？这是因为肺气往下降的时候被胃堵住了，于是肺气出现瘀滞，瘀滞久了就出现了邪火，邪火长期消耗肺的阴血进而导致肺阴亏虚，于是舌头的肺区就出现了裂纹。但是通过望舌看到的肺阴虚的现象是标，本是寒湿。肾水寒引起脾土湿，脾土湿引起胃土板结硬，肺气的降路被板结硬的胃土堵住了，于是肺气降不下去出现瘀滞，瘀滞时间久了化邪火，邪火损耗肺阴导致肺阴亏虚，于是在舌上就看到了肺区裂纹。同样的道理，有的患者为什么每天凌晨1点到3点容易醒呢？是肝阴亏虚导致的阴不敛阳。如果患者舌尖出现了红烂痛的现象，表明心火降不下去，心火为什么降不下去呢？是因为胃土堵住了心火的降路，胃土降不下去是因为脾土湿，脾土湿是因为肾水寒，所以说上火是标，寒湿是本。有的医生看到上火的现象就去清火，这样会损伤人体的胃阳、脾阳、肾阳，治标损本。

5. 脏腑分区舌诊方法

舌尖对应心，心为君主之官，主血脉与神志，脑为心之络属，为百神之会。舌尖为心与头脑所共属。如果舌尖高凸属气机上越，皆乃心肝火旺，气逆上冲所致，冲逆之气上冲云霄，故舌尖高凸。舌尖高凸常伴随着头项强痛、眩晕、双目干涩红赤、失眠惊悸等症状。有种舌象为舌尖边缘翘起但不尖凸，也会出现心悸、睡眠欠佳等症状，这种现象属于心气郁结。如果一个人的舌尖尖锐饱满且肿大红赤，则容易出现头痛、偏头痛等症状。如果一个人的舌尖尖锐饱满、肿大红赤且有炧点，则容易出现心烦、易怒、失眠、冲动、上火（如双目红赤、干涩难受、耳鸣、咽炎）等症状。如果一个人的舌尖高凸且舌质淡白，则代表着气血不足，容易出现头晕胀、上肢无力、虚疼等症状，后续容易伴随着心慌心悸、失眠多虑、月经量少、思虑重等症状。根据"凹陷为虚，高凸为实"这一舌诊原则，舌尖的凹陷代表着心和头脑部"虚"了，虚就是虚少不足之意。从传统辨证来说，是心之阴阳气血不足，进而导致心所主司的各项功能衰减。如果伴随着舌质淡白，则多属心气不足、心阳不足、气血亏虚。如果舌质红赤，则多为心阴不足、心火旺盛所致。如果是小的凹陷，则多会伴有精力下降、睡眠不佳、头晕健忘等症状。

如果出现大的凹陷，则会出现嗜睡的现象，这种嗜睡其实是长期夜寐不安、缺乏深度睡眠所致，晚上休息不好，白天当然就犯困了。如果舌尖红赤且有炧点（即芒刺、星点），这种现象主热，炧点生长在舌尖代表热扰心神，有可能会出现烦躁易怒、紧张焦虑等现象，若炧点侵入咽喉肺系，则是火热灼肺，容易引起咽喉肿痛、咳嗽气喘等现象，炧点散布过多则为过敏体质，为郁热生风，容易出现瘙痒及过敏性疾病。如果舌尖凹陷就像一个很光滑的苹果底部一样（也像人的臀部），这种舌象经常伴有腰痛的现象。如果舌尖平直又名方舌，多有头脑昏沉不清，如黑云蔽日，容易出现健忘抑郁、反应迟钝、心悸耳鸣、脱发等现象，是心脑供血不足的常见舌形。舌尖本为头，今舌平无尖，恰是无头无脑之状，气血精微而不能上荣于脑，所以会出现这些症状。

心脏反射区：如果舌的心区出现裂纹，则代表心阴不足、供血不足，常会出现心慌心悸、心律不齐等症状。如果舌的心区出现凹陷且舌紫暗，则容易出现胸闷气短等冠心病症状。如果舌的心区出现圈状纹路，则代表心功能严重下降，容易出现刺痛、心绞痛等冠心病症状。

肺脏反射区：如果舌的肺区出现裂纹，则说明肺阴不足，如果伴随着舌面干燥或红赤，则容易出现干咳、咽炎、慢性咽喉炎。如果舌的肺区高凸或凹陷，则容易出现胸闷气短等现象。舌的肺区高凸有杂纹，舌色淡紫且枯老粗糙，则有可能是肿瘤、肺癌。如果肺区高凸不平且有杂纹、郁点，则有可能有肺结节、肺大疱。如果肺区高凸且有密集的郁点，则大概率是肺结节。

肝胆反射区：如果舌两侧的肝胆反射区呈现唇样改变或类似的赘生物，则有可能是胆囊息肉或囊肿。如果舌两侧出现阶梯状改变，舌边有锯齿状凸起，两侧竖纹就跟台阶一样一步一步地改变，这是胆囊炎的表现。在胆囊炎的基础上，如果出现很多瘀结点（瘀斑、瘀点、黑斑）或结石圈状纹的形成，或者出现异样的小豆豆，这是胆结石的表现。如果舌两侧出现白色或者厚腻的舌苔，或者整个肝胆区舌苔整体偏厚，则代表有脂肪肝。如果舌两侧有圆形的凸起，则代表有肝胆囊肿。如果肝胆区有瘀斑则代表有严重的气滞血瘀。如果肝胆区有青暗色瘀滞的凸起，则多为肿瘤。

脾胃反射区：如果舌中高凸，则其腹必胀。如果舌中凹陷，则其腹必软。如果舌两侧高凸且中间凹陷，则为肝强脾弱，容易出现眼睛干涩、胃胀等病症。如果胃区有单竖纹，则有可能出现胃胀、慢性胃炎。如果胃区出现横纹，则有可能为胃部溃疡。如果胃区出现横纹且舌红无苔，则为胃阴不足且多年慢性胃炎。如果脾胃区高凸且有炀点，则会伴随腹胀等病症。如果舌中凹陷伴有横竖裂纹，且舌红苔黄腻，则有可能出现胃胀、糜烂性胃肠溃疡、口臭、胃灼热等病症。

肾脏反射区：如果舌的肾区有杂纹或圈状纹、郁点，则有可能为肾结石或肾囊肿。如果肾区有杂纹且苔黄腻，则有可能为肾结石。如果舌根高凸或有局部的高凸，比如舌正中沟的尾端处高凸，则一般是痔疮，如果伴细微裂纹则是肛裂。如果舌根高凸者为女性，则容易出现如卵巢囊肿、子宫肌瘤等生殖系统方面的问题。如果舌根高凸且舌苔黄腻，女性则有妇科炎症、白带异常、有气味、外阴瘙痒等病症。如果男性患者舌根部小范围高凸或平直，则多是前列腺炎、前列腺增生的表现，会出现阴囊潮湿多汗且异味重、尿频、尿有余沥、尿不尽等表现。如果舌根中间局部高凸，则有腰椎间盘突出现象。如果舌根两侧高凸，则腰腿疼痛厉害。如果舌根区污浊不堪，则为前列腺炎、前列腺肿大伴钙化、阳痿、早泄。如果舌根凹陷则为肾虚，会出现腰膝酸软、乏力倦怠等症状。如果舌根凹陷范围巨大，则会影响生育功能，出现不孕不育症，男性会出现阳痿、早泄，房事不给力，动力不足，女性会出现性冷淡。

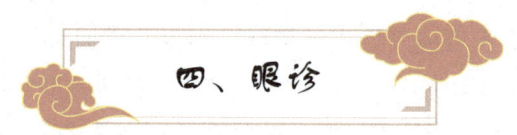

四、眼诊

1. 眼诊的原理

目,又称"精明",为视觉器官。目的视觉功能,主要依赖肝血的濡养和肝气的疏泄。《素问·五脏生成》说:"肝受血而能视。"《灵枢·脉度》说:"肝气通于目,肝和则目能辨五色矣。"《灵枢·经脉》说:"肝足厥阴之脉……连目系。"肝血充足,肝气调和,循经上注眼目,则目能视物辨色。若肝阴、肝血不足,则易导致两目干涩、视物不清、目眩、眼眶疼痛等症状;肝经风热则见目赤痒痛;肝风内动则见两目斜视;因情志不畅,致肝气郁结,久而火动痰生,蒙蔽清窍,可致两目昏蒙,视物不清。由于肝与目在生理上关系密切,临床上凡目疾都以治肝为主。除肝之外,目的视物功能还依赖于五脏六腑之精的濡养。《灵枢·大惑论》说:"五脏六腑之精气,皆上注于目而为之精,精之窠为眼,骨之精为瞳子,筋之精为黑眼,血之精为络,其窠气之精为白眼,肌肉之精为约束。"

后世医家据此发展为"五轮学说",以眼部不同部位的形色变化诊察相应脏腑的病变。眼部与脏腑相关部位是:目内眦与外眦的血络属心,称"血轮";黑睛属肝,称"风轮";白睛属肺,称"气轮";瞳仁属肾,称"水轮";上下眼睑属脾,称"肉轮"。五轮学说为眼科疾病的辨证论治奠定了理论基础。

2. 五轮学说指导下的诊断

眼睑为肉轮,五脏属脾。眼睑肿胀、眼睑糜烂、眼睑位置异常、眼睑瞤动、眼睑内部颗粒,都属脾所主。如果眼睑肿胀如球,皮色鲜亮,按之虚软,不痛不痒,这有可能是脾虚导致的湿邪停滞或肾阳不振导致的水湿上泛。如果眼睑红肿且热痛,则代表热毒壅盛。如果眼睑局部肿胀但不红不痛,则有可能是痰湿郁结导致的。如果眼睑青紫肿胀有外伤,则代表瘀血内停。如果眼睑的皮肤出现水疱、糜烂渗水,则代表脾胃湿热。如果眼睑发红且糜烂发痒,则代表风、湿、热聚集。如果眼睑下垂、无力,则代表脾胃气虚或风邪阻络。如果眼睑频繁跳动则代表血虚生风或阴津不足。如果眼睑内有很多红色颗粒状的小疙瘩,则提示体内湿热重且气滞血瘀。如果眼睑内红色颗粒奇痒难耐且排列规整,则代表风湿热俱结。

眼内外眦为血轮,五脏属心。如果内眦红肿且疼痛拒按,则代表心火上炎或者热毒聚集。如果眼内眦常流脓水，则代表气血不足且毒邪潴留。如果内外眦附近的皮肤发红溃烂，则代表心火夹杂湿邪，如果还有干裂出血，则代表心阴不足。如果内外眦位置赤脉粗大，则代表心经实火。如果内外眦位置赤脉细小，则代表心经虚火。

白眼球为气轮，五脏属肺。如果白眼球红赤且红赤的分布区域在浅层，也就是常说的结膜炎、结膜充血，则代表肺火上炎或外感风热。如果围绕风轮区域发红且颜色暗紫，且血络位于深层，则代表肝火上炎兼瘀滞。如果白眼球浅层区域赤脉纵横，则提示可能阴虚火旺或有郁热在脉络中。如果两眼白睛以及眼睑浅层出现水肿，则代表脾肾虚导致水湿上泛。如果白睛区域有膜状物且赤脉密集分布，则代表肝肺火重、经络中有郁热。白睛干枯无光泽，则代表阴津不足。白睛污浊微红且伴随着瘙痒，代表脾肺有湿热。

黑睛为风轮，五脏属肝。如果黑睛翳色灰白且混浊不清，见光流泪，则有可能是肝肺风热。如果黑睛翳色灰黄且伴随便秘，则为肝胆实热和阳明腑实。如果黑睛翳色白浊且表面像豆腐渣般堆积，则为湿热聚积。如果黑睛周围混浊不清，视物昏花，则为肝肾虚弱导致的黑睛失养。如果黑睛凸起，则提示肝气亢盛且气机不通。

瞳仁为水轮，五脏属肾。如果瞳仁干缺不圆，则多为肾阴不足或阴虚火旺所致。如果瞳仁紧小且混浊，伴随着黑睛沉淀物多，则代表肝胆实热。瞳仁散大且眼睛发胀发痒，则为阴虚阳亢或肝郁气滞所致。

3. 金氏眼诊

眼睛的瞳仁代表肾区，黑睛代表肝区，白睛代表肺区，眼内眦代表心区，眼周围一圈代表脾区。比如说患者有大眼袋，大眼袋里面都是水。眼袋位于眼诊中脾区，脾属土，大眼袋就是脾区出现了水，即土的地盘出现了水，这种现象叫水侮土。再比如有的患者有黑眼圈，根据五脏与五色来看（土的颜色是黄色，火的颜色是红色，金的颜色是白色，水的颜色是黑色，木的颜色是青色），正常情况下眼睛周围是土的黄色，现在土的位置出现了肾水的黑色，这也是水侮土。那么为什么会出现大眼袋、黑眼圈这种水侮土的现象呢？大眼袋、黑眼圈都是因为人体脾虚、肾虚，脾肾虚的根源是寒湿导致的。那如果有人是青眼圈呢？比如你带着女儿去相亲，如果看到这个男孩是青眼圈可要注意了，因为土的区域出现了肝木的青色，这叫木乘土，这样的人脾气急躁易怒。这里提到五色在眼诊的应用，扩展一下，白癜风怎么治呢？根据五行与五色的关系，肺属白，黄种人本来是土的黄色，现在土的位置出现了肺的白色，说明肺金出现了问题，正常情况下土生金，土是金的妈妈，母能令子实，当土好了那么金也就好了，皮肤自然就恢复了正常的颜色。出现这种现象的根源是肾水寒、脾土湿。治疗方法就是补土、温肾、祛寒湿、调升降。

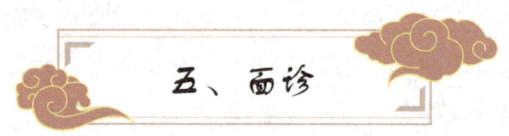

五、面诊

1. 面诊的原理

面部色泽是由气血上荣于面而成。由于心主血脉，其华在面，手足三阳经皆上行于头面，特别是多气多血的足阳明胃经分布于面，故面部的血脉丰富，脏腑气血充盈而为之所荣。同时，面部皮肤色泽变化易于观察，凡脏腑的虚实、气血的盛衰，皆可通过面部色泽的变化而反映出来，因而临床上将面部作为望色的主要部位。

（1）望色、泽的意义

颜色

一般将皮肤的颜色划分为青、赤、黄、白、黑五种色调。颜色可以反映气血的盛衰和运行情况，并在一定程度上反映疾病的不同性质和不同脏腑的病症。五脏之气外发，五脏之色可隐现于皮肤之中。当脏腑有病时，则可显露出相应的异常颜色。

光泽

皮肤的光泽是脏腑精气盛衰的表现。《素问·脉要精微论》说："夫精明五色者，气之华也。"这说明人体的皮肤随着精气的充养而有光泽，而精气是由脏腑的功能活动所产生的。因此，肤色的荣润或枯槁，可反映脏腑精气的盛衰，对判断病情的轻重和预后有重要的意义。凡面色荣润光泽者，为脏腑精气未衰，属无病或病轻；凡面色晦暗枯槁者，为脏腑精气已衰，属病重。

面诊是通过观察面部变化来判断疾病的一种方法，人体脏腑经络的气血皆上荣于面，面部的不同区域分别为五脏所属。其中，额头区域属心，左面颊区域属肝，右面颊区域属肺，鼻子区域属脾，下颌区域属肾。不同位置出现异常则代表着对应的脏腑出现了相关问题。

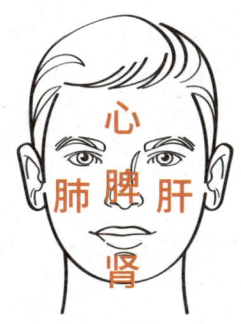

面诊主要通过面部的色泽来判断对应脏腑的问题。传统中医叫望色，也叫色诊。因为面部皮肤薄，气血容易在相应的位置产生相应的反应，通过肉眼即可看出。

（2）常色

常色，是指人体健康时面部皮肤的色泽。我国正常人的常色特点是红黄隐隐，明润含蓄。红黄隐隐，即面部红润之色隐现于皮肤之内，由内向外透发，是胃气充足、精气内含的表现，故《四诊抉微》说："内含则气藏，外露则气泄。"明润含蓄，即面部皮肤光明润泽，神采内含，是有神气的表现，说明人体精气充盛，脏腑功能正常，故《望诊遵经》云："光明者，神气之著；润泽者，精血之充。"由于体质禀赋、季节、气候及环境等因素的影响，个体面色存在一定的差异，故常色包含主色和客色两部分。

①主色：个人生来所有，一生基本不变的肤色，称为主色，属于个体肤色特征，多由于种族、禀赋等原因影响，导致个体肤色出现偏青、赤、黄、白、黑的差异，如某些家族性肤色偏白、偏黑等。正如《医宗金鉴·四诊心法要诀》所说："五脏之色，随五形之人而见，百岁不变，故为主色也。"

②客色：因季节、气候、昼夜等外界因素变动而发生相应变化的肤色，称为客色，如春季可面色稍青，夏季可面色稍赤，长夏可面色稍黄，秋季可面色稍白，冬季可面色稍黑。正如《医宗金鉴·四诊心法要诀》所说："四时之色，随四时加临，推迁不常，故为客色也。"

（3）病色

人体在疾病状态时面部显露的色泽，称为病色。凡面色晦暗枯槁或暴露浮现，

皆属病色。晦暗枯槁，即面部肤色暗而无光泽，是脏腑精气已衰，胃气不能上荣的表现；暴露浮现，即某种面色异常明显地显露于外，是病色外现或真脏色外露的表现，如肾病患者出现面黑暴露、枯槁无华，即为真脏色外露，或如假神之颧赤泛红如妆，为虚阳浮越之兆。

2. 病色善恶——根据有无光泽，病色分为善色与恶色

（1）善色

凡五色光明润泽者为善色，亦称"气至"，《素问·五脏生成》中形象地将其描述为青如翠羽、赤如鸡冠、黄如蟹腹、白如豕膏、黑如乌羽。善色说明病变尚轻，脏腑精气未衰，胃气尚能上荣于面，多见于新病、轻病，其病易治，预后较好。黄疸患者面色黄而鲜明如橘皮色，即为善色。

（2）恶色

凡五色晦暗枯槁者为恶色，亦称"气不至"。《素问·五脏生成》中形象地将其描述为青如草兹、赤如衃血、黄如枳实、白如枯骨、黑如炲。恶色说明脏腑精气已衰，胃气不能上荣于面，多见于久病、重病，其病难治，预后不良。鼓胀患者面色黄黑、晦暗枯槁，即为恶色。《素问·脉要精微论》和《素问·五脏生成》中对面色的"平、病、善、恶"有较为详细的论述。

3. 五色主病

根据患者面部青、赤、黄、白、黑五色的变化，来诊察疾病的方法，称为五色主病，又称"五色诊"。关于五色主病在《黄帝内经》中亦有丰富的记载，如《灵枢·五色》云："青为肝，赤为心，白为肺，黄为脾，黑为肾。"亦云："青黑为痛，黄赤为热，白为寒。"这说明五色变化不仅可以代表不同脏腑的疾病，而且可借以推断疾病性质的寒热虚实。

（1）青色——主寒证、气滞、血瘀、疼痛、惊风

由于寒邪凝滞，或气滞血瘀，或因疼痛剧烈，或因筋脉拘急，或因热盛动风，致脉络阻滞，血行不畅，故见青色。面色淡青或青黑者，多属阴寒内盛、疼痛剧烈，

可见于寒盛所致的骤起脘腹疼痛患者，如寒滞肝脉等证。突见面色青灰，口唇青紫，肢凉脉微，多属心阳不振，心脉闭阻之象，可见于胸痹、真心痛等患者。久病面色与口唇青紫者，多属心气、心阳虚衰，心血瘀阻，或肺气闭塞，呼吸不利。面色青黄（即面色青黄相兼，又称苍黄）者，多属肝郁脾虚、血瘀水停，可见于鼓胀，或胁下癥积的患者。小儿眉间、鼻柱、唇周发青者，多属惊风或欲作惊风之象，可见于高热抽搐患儿。

（2）赤色——主热证，亦可见于真寒假热之戴阳证

患者面色红赤，多因热迫血行，面部脉络扩张充盈，血色上荣于面所致。其中满面通红、目赤，为实热证，因热性炎上，血行加速而充盈于面，可见于脏腑火热炽盛或外感邪热亢盛患者。午后两颧潮红，为虚热证，因阴虚阳亢，虚火上炎所致，可见于肺痨病等患者。久病重病患者面色苍白，却时而颧赤泛红如妆、游移不定，为戴阳证，是因久病阳气虚衰，阴寒内盛，阴盛格阳，虚阳浮越所致，属真寒假热之证，多见于久病导致脏腑精气极度衰竭的患者，为病情危重的征象。

（3）黄色——主脾虚、脾湿证

患者面色发黄，多由脾虚失运，气血生化不足，无以上荣于面所致；或湿邪内蕴，脾失运化，以致脾土之色外现而见面黄。面色黄而枯槁无光，称为萎黄，多属脾胃气虚，气血不足，因脾胃虚衰，无以运化水谷精微，气血化生无源，机体失养所致。面色黄而虚浮者，称为黄胖，属脾虚湿蕴，因脾失健运，水湿内停，泛溢肌肤所致。面目一身俱黄者，称为黄疸。其中黄而鲜明如橘皮色者，称为阳黄，多由湿热蕴结所致；黄而晦暗如烟熏者，称为阴黄，多因寒湿困阻而成。

（4）白色——主虚证、寒证、失血、夺气

虚证患者见面色白，是因气血亏虚，或失血、夺气，气血不能上荣于面所致。寒证患者见面色白，是因寒凝气收，脉络收缩，血行迟滞；或阳气虚弱，推动无力，以致运行于面的血液减少，故亦见白色。面色淡白无华，唇、舌色淡者，多属气血不足，或见于失血患者。面色㿠白者，多属阳虚寒凝证；㿠白虚浮者，则多属阳虚水泛。面色苍白伴大出血者，为脱血；面色苍白伴四肢厥冷、冷汗淋漓等，多属阳气暴脱之亡阳证。

（5）黑色——主肾虚、寒证、水饮、血瘀、疼痛

肾属水，其色黑，故肾虚患者多面见黑色。肾阳虚衰，阴寒内盛，血失温养，或寒凝经脉，瘀阻不通则痛，或阳虚水饮内停，皆可导致脉络拘急，血行不畅，故寒证、痛证、血瘀、水饮患者皆可见面色黑。面色黧黑晦暗，多属肾阳亏虚，为阳虚火衰，失于温煦，浊阴上泛所致。面色黑而干焦，多属肾阴亏虚，为阴虚内热，虚火灼精所致。面色紫暗黧黑，伴有肌肤甲错，多属瘀血，为瘀阻脉络，肌肤失养所致。眼眶周围发黑，多属肾虚水饮内停，或寒湿带下。

4. 望色的注意事项

（1）排除非病理因素的影响

气候、昼夜、情绪、饮食等因素，均可在一定程度上影响人体气血运行而使面色发生相应的变化，故临床望色时应注意排除这些非病理因素对面色的影响，以免造成误诊。

气候：如天热时面色可稍赤，因热则脉络扩张，气血易充盈于面；天寒时面色可稍白或稍青，因寒则脉络收缩，血行迟缓而运行于面减少。

昼夜：昼则卫气行于表，故面色更显光华；夜则卫气循于内，故面色略为沉暗。

情绪：例如，喜悦之时，神气外扬，可致面色稍赤；抑郁之时，肝气不舒，可致面色稍青；思虑之时，脾气结滞，可致面色稍黄。

饮食：例如，饱食之后，胃气充盈，故面色稍红而光泽；过饥之时，胃气消减，故面色稍淡而少华；饮酒之后，脉络扩张，则易见面红目赤。

（2）注意色与脉症互参分析

临床望面色，常需结合患者的脉象、症状等表现，全面分析判断。通常情况下，疾病所表现的色、脉、症大多是一致的，如发热的患者，面见红赤，脉亦数而有力，伴见口干、尿黄、便秘等症，辨证当属实热证。但若患者虽面色红，脉却浮大而数、按之空虚无根，伴见发热反欲近衣被、口干反欲热饮等症，则属真寒假热证。因此，在诊病的过程中，必须全面观察，综合分析，特别是在病情表现较复杂时，更需色、脉、症互参，方能做出准确的诊断。

（3）综合判断病色生克顺逆

前人根据五行理论，对病与色不相应时，提出按照五行生克关系以判断其顺逆，可作为临床诊病的参考。方法为若某脏患病，所见面色为其相生之色，则属顺证；若见相克之色，则属逆证。例如，脾病见面色赤，为顺证，其病较轻易治；脾病见面色青，为逆证，病多难治。必须指出，实际应用时不可过于机械，应当四诊合参，灵活运用。诚如《望诊遵经》所说："倘色夭不泽，虽相生亦难调治；色泽不夭，虽相克亦可救疗。"

5. 金氏面诊

我们可以通过面部的异常来判断体内一气的运转情况。比如一名30多岁的女性下巴长有很多痘，用各种中西药都没有取得好的效果，甚至越治越严重。这是因为不知道病的根源在哪里，治疗不得法。根据面诊的五脏分区，下巴区域属肾，肾的区域出现了痘痘说明有肾火。肾火是怎么来的呢？根据金氏五行升降理论，寒湿是万病之源，肾水寒引起脾土湿，脾土湿引起中土板结硬，同时肾水寒还会导致肾水生肝木的动力弱，柔弱的肝木要想上去生火必须穿过中土，现在脾土湿、中土板结硬，柔弱的肝木没有能力破土而出，于是就瘀滞在那里，出现了气滞、肝气郁结。气滞、肝气郁结时间久了会郁而化肝火，于是肝火会在那里烧。

肝木升不上去还会向下走，这种现象叫肝火下陷。肝火下陷到肾水的位置导致肾部湿热，于是面部肾区就出现了青春痘、痤疮。痘痘是标，寒湿是本，是寒湿导致肝木不升郁而化火、下陷等一系列问题。这时候很多医生只看到了患者的上火现象，却弄不清患者生病的根本原因，于是给患者用大量清热、解毒、消炎的外用药，寒上加寒，让问题变得更严重。正确的治疗方法是祛寒湿、调升降，在补肾、补脾、调中、帮助左升的同时，加点儿清热解毒、清热利湿的药，先吃两三天消除症状，等标消失了，就把清热解毒、清热利湿的药去掉，继续温肾阳、补脾阳、升肝阳，当寒湿去掉了，人体的水生木、木生火就顺畅了，肝郁现象就没了，肝火和肝火下陷现象也没了，于是下巴的痘痘就消失了。这就是"急则治其标，缓则治其本"。

如果一个十几岁小孩的额头有痘痘，额头属心区，这是上焦有火降不下来。上焦的火为什么降不下来呢？因为胃堵住了它下降的道路，胃是最大的降机，胃以降为顺。肾水寒导致脾土湿，脾土湿导致胃土板结硬，胃土板结硬堵住了上焦心火的降路，于是出现了心火旺盛而长痘痘的现象。如果这时候你看这个孩子的舌头，你能看到他的舌尖是红的，舌中、舌根是厚厚的腻苔，这种舌象说明他上热下寒、中焦瘀滞。治疗方法一样是祛寒湿、调升降。

女性面部有黄褐斑是怎么回事呢？正常情况下，女性的经血升降没有淤堵，气血可以顺利地升上去然后再顺利地降下来，上面的皮肤得到气血的滋养，所以皮肤就白嫩红润。面部有黄褐斑是因为经血升上去的少，降下来的更少，部分血液留滞在上面下不来变成瘀血，就出现了黄褐斑。比如说正常人升上去10个降下去10个，她是升上去7个降下来5个，剩下的2个留在脸上了，久而久之就变成瘀血，于是就出现了黄褐斑。如果她的血液能够顺利升上去并且顺利降下来，那么她的皮肤会因为得到足够的滋养而变得白嫩紧致。有的女性过了35岁脸会变胖、变黄、变黑，皮肤也变得不紧致，这是因为寒湿导致气血升不上去，皮肤失去气血的滋养而变差了。根据金氏五行升降中医理论，寒湿是万病之源，寒湿导致供血不足、降得不好。治疗方法就是祛寒湿、调升降。当她的气血没有了淤堵，可以升上去多少就降下去多少，就没有了瘀血停留，没有瘀血停留皮肤就恢复了健康的状态。所以可以给她吃几副祛寒湿、调升降的药，可能体重没变但是身材变好了，下垂的脸又提上去了，所以祛寒湿、调升降不但可以治病，也可以养生，是治病养生的不二法门。

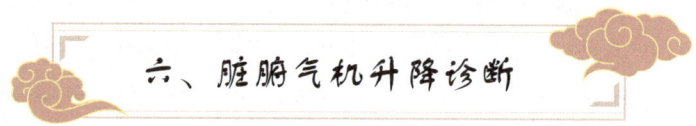

六、脏腑气机升降诊断

1. 中医如何认识五脏系统

人体五脏指的是心、肺、脾、肝、肾，六腑指的是胆、胃、小肠、大肠、膀胱、三焦。五脏功能系统观是以五脏代表五个生理功能系统，如心系统（心—小肠—脉—舌—面—汗），肺系统（肺—大肠—皮—鼻—毛—涕），脾系统（脾—胃—肉—口—唇—涎），肝系统（肝—胆—筋—目—爪—泪），肾系统（肾—膀胱—骨髓—耳及二阴—发—唾）。五脏生理功能系统的脏腑、形体、官窍之间通过经络相互沟通联络，功能上相互配合，病变上相互影响。同时，五脏功能系统并非彼此孤立，而是密切联系，相互促进又相互制约，以维持整体功能的协调平衡。更为重要的是，五脏所藏的精气血、津液是意识、思维、情志等神志活动的物质基础，故五脏对人的意识、思维、情志等神志活动具有整体调节的作用，即"五神脏"。如《素问·宣明五气》将人的意识、思维活动分属五脏，而有"心藏神，肺藏魄，肝藏魂，脾藏意，肾藏志"之说。情志活动也分别由五脏所司，如《素问·阴阳应象大论》所谓"心在志为喜""肝在志为怒""脾在志为思""肺在志为忧""肾在志为恐"。五脏功能系统以五脏为代表，既是藏精之"形脏"，又是藏神之"神脏"。"形"与"神"是生命的两大构成部分。两者相互依存、相互影响，不可分离。这种形（身）神（心）相关的生命观，是五脏功能系统观的重要体现。

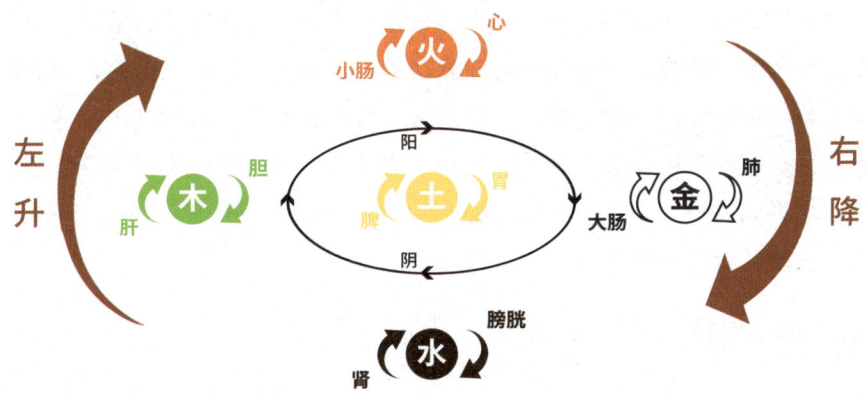

2. 各脏腑的升降具体是怎么样的？

人体气机升降的枢纽在脾胃，中焦在脾胃之处，但是核心驱动力是肾阳，脾土升推动人体气机左升，胃土降推动人体气机右降。在脾胃的推动下，人体气机左升右降完成圆运动。其中，肾水、肝木左升，心火、肺金右降。在气机周流的过程中，脾升胃降，脾与胃互为表里；肾升膀胱降，肾与膀胱互为表里；肝升胆降，肝与胆互为表里；心降小肠升，心与小肠互为表里；肺降大肠升，肺与大肠互为表里。脏腑气机升降出现问题就会出现对应脏腑的疾病，所以如果脏腑出现疾病症状，就代表对应的脏腑之气的升降出现了问题，且互为表里的脏腑很容易一病俱病。

根据脏腑之间的同气关系，举例来说，如果一个人的心脏出现了病症，就可以推断出这个人的心气降得不好,因为心与小肠互为表里,所以这个人的小肠之气升得也不会好。如果一个人的胃出现了具体症状,就可以推断出这个人的胃气降得不好,脾与胃互为表里,所以可以推断出这个人的脾气升得也不会好。

人体的气机是一个整体,所以疾病都可以从气机的运转上找到答案。比如说现在得胃病的人非常多,这与他们错误的饮食习惯有很大的关系,很多人每天吃生冷、吃不容易消化的食物、吃饭时间不固定、饥一顿饱一顿等,时间久了胃就出现了问题。胃是人体最大的降机,胃以降为顺,胃如果出问题,上半身其他脏腑也很容易出现问题。胃气如果降得不通畅,就会出现胃撑、胃胀、恶心、呃逆、反流、反酸、胃痛、幽门螺杆菌感染、胃溃疡等很多胃部问题,胃病出现后如果长时间失治、误治、不治,上半身的心、肺、胆也会受到影响降得不好。心长时间降不好会出现心火上逆扰心、心慌、心悸,如果心火扰了心神,还会失眠多梦,所以说胃病久了会出现心脏病的症状。胆气长时间降得不好,也会出现胆系疾病,比如出现口苦、头晕目胀等症状,现在的胆囊炎患者很多就是因为胃堵而胆气不降导致的。肺气如果不降会出现胸闷气短、咳嗽等症状,很多人感冒之后咳嗽很久不能痊愈,一方面是治疗方向有问题,另一方面就是因为他的胃降得不好,导致肺降得不好,"培土生金"就是针对这种咳嗽的。

(1) 脾、胃属土,脾升胃降

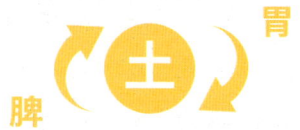

脾胃在中土五行中处于中轴的位置,因为中土五行的规律,为后世所说的"脾胃学说"和以脾胃为气机升降的枢纽等学说奠定了理论基础。脾与胃五行属土,脾气升、胃气降,一升一降组成了土气"小太极",这就是中医常说的脾和胃相表里的概念。脾胃处于人体中焦,脾升胃降不断旋转,在旋转中产生一股强大的能量,这个能量有着稳固全身之气的作用。中土脾胃之气在人体气机周流中的地位就像车轮的中轴。如果人体中土脾胃之气比较充足,也就是车轮的中轴充满力量,那么车辆会行驶得快速且稳定,人体健康无病。如果脾胃运转缓慢,中土脾胃之气比较弱,相当于车轮中轴运转得缓慢无力,则车辆会行驶得缓慢且不稳定,人体气机的左升右降很容易出现运转障碍，各种病症随之而出。脾胃具有消化食物的功能，我们吃的一日三餐进入胃后，经脾胃的消磨运化，转化成人体可以利用的能量和营养物质，这就是脾胃的运化功能。

中土脾胃的运化功能为人体气机周流提供了物质和能量，人体各项生命活动离不开这些物质和能量，所以说脾胃为后天之本。如果脾运转异常，则会出现吃进去的食物消化不动，口总是感觉淡淡的没味道，上可见眩晕、脘腹胀闷等现象，下可见大便稀溏等病症。由于脾主全身肌肉，脾出问题后无法正常将食物的精气化生成血液，于是会出现全身气血不足的现象。由于脾气帮助人体气机左升，如果脾气不升则会导致人体气机升举无力，故而出现中气下陷的现象。胃为水谷之海，胃主受纳。我们吃入口的食物会在胃部进行消化。如果胃功能出现异常则容易出现脘腹胀、满、疼等现象，还可能出现恶心、呕吐、嗳气、反酸等现象，这些现象都是胃气上逆导致的。胃是人体最大的降机，胃以降为顺，胃气降可以带动人体气机右降，如果胃气不降则人体气机的右降也容易出现问题。

（2）肺、大肠属金，肺降大肠升

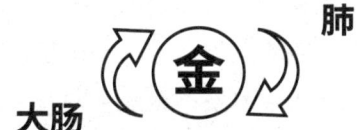

肺与大肠五行属金，肺气降、大肠气升，一升一降组成了金气"小太极"，这就是中医常说的肺和大肠互为表里的概念。金气在人体是负责收敛的。什么叫收敛呢？比如说你给气球充气，在充气的过程中气球的橡胶皮越绷越紧，这绷紧的橡胶皮会产生一种向内收缩的力量。肺的收敛之力就像这股向内收缩的力量，这个力量是向内、向里的。同时气球内的气体有股向外扩散的力量，这股向外扩散的力量就像人体肝木的升发之气，肝木的升发之气是向上、向外的。人体的肺金之气向内收敛，肝木之气向外扩散，这两股力量互相约束，在动态平衡中为人体的各项升降出入活动提供能量。

肺主宣发、肃降，如果肺气运转出现异常则容易出现呼吸不畅现象，多见鼻塞、喷嚏、喉咙痒且咳嗽等症状。还可能导致体表之气瘀滞，进而导致皮肤毛孔关闭。气短、自汗、容易感冒、咳逆上气、痰多咳喘等现象都与肺气运转失常有关。如果肺的通调水道功能出现异常则有可能导致尿少、水肿等问题。大肠有传化糟粕的功能，如果大肠之气运转异常则可能出现大便干结、便秘、拉肚子、大便稀溏、脱肛、大便失禁等现象。肺与大肠同气，如果把气机的运行路线比作自来水管，那么肺和大肠这两个管子之间是连通的，两个管中运行的气也是一样的，所以同气的脏腑经常很容易一病俱病。比如一个孩子感冒发热因为失治、误治后变成肺炎，小孩在患肺炎的同时还容易出现便秘的现象，肺炎和便秘经常一起出现，这就是因为肺气与大肠之气是连通的。正常情况下肺气降大肠气升，现在这个孩子因为肺气不降出现肺炎，肺气不降会导致大肠之气上不去，于是大肠的运转也出现了异常，于是就出现了便秘的现象。

（3）肝、胆属木，肝升胆降

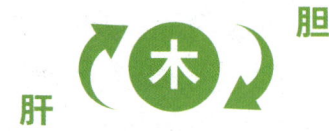

肝与胆五行属木，肝气升、胆气降，一升一降组成了木气"小太极"，这就是中医常说的肝和胆互为表里的概念。人体中的肝木之气就像大自然中的植物一样拥有着强大的生发之力。忽如一夜春风来，千树万树梨花开；野火烧不尽，春风吹又生。一粒种子在适宜的环境下可以有条不紊地生发长大，如果这粒种子上面压了一块石头，那么它会努力地把石头推开，当推不动石头时则会努力从石头缝隙中长出来，这就是种子强大的生命力。植物这股顽强的生命力就是木气赋予的。

风者百病之长也，这里的风指的就是肝风，如果人体的肝木不能顺畅地升发，就会郁而化风，这风就导致人体出现各种各样的疾病。比如有一种痛叫"风痛"，这种疼痛在人体游走不定，所以患者会说自己一会这里疼一会那里疼，这种游走性的疼痛就是肝风导致的。为什么这种疼是游走不定的呢？我们知道通则不痛，痛则不通，任何疼痛都是因为不通导致的。当肝气行走的道路上出现障碍时，为了到达目的地，刚劲有力的肝气会在瘀滞的地方进行猛烈冲击。这猛烈的冲击之力导致瘀滞处产生疼痛感，当肝气冲过一个障碍继续前行时，前方某处又遇到一个障碍，于是肝气再一次猛烈地冲击瘀滞处，于是冲击处又产生了疼痛感，于是患者就出现了一会这里疼一会那里疼的现象。

肝气正常运转时充满了生机和力量，像一匹被驯服的野马一样兢兢业业地为人体服务。运转出现异常的肝气则像一匹桀骜不驯的野马，它的破坏力是迅猛、强烈的。比如有些高血压患者容易出现心脑血管破裂的现象，这种现象就是因为木气郁滞到一定程度后猛烈暴发导致的。

肝气运转异常会导致人体出现肝气郁结、肝火上炎、肝阴亏虚、肝阳上亢、肝火下陷等现象，这几种现象是如何一步一步发生的呢？当肾水比较弱时，肾水生出的肝木之气自然也就比较弱，当柔弱的肝气没法正常穿过脾胃时，肝气就会发生瘀滞，于是就出现了肝气郁结的现象。肝气郁结久了就会积累大量的热量，这股热量就是肝火，于是就出现了肝火上炎的现象。当这股肝火炙烤肝脏时会导致肝脏的血液、津液变少、变黏稠，进而导致肝阴亏虚。肝阴亏虚后无法制约肝阳，于是肝阳会挣脱肝阴，于是就出现了肝阳上亢的现象。

另一方面，肝火还有可能往下冲击出现肝火下陷的现象，下陷的肝火跑到哪里就烧到哪里，进而导致下半身出现各种疾病。比如身体出现局部肿块、睾丸坠胀、前列腺炎、痛经、闭经、白带、黄带、痛风等一系列病症。

肝与胆互为表里，胆气以降为顺，如果胆气运转出现障碍时，有可能出现黄疸，这是胆汁分泌、排泄出现障碍导致的。如果胆火出现上逆现象则可能导致心烦失眠。如果胆火长期不降还可能导致胆囊炎、胆结石。由于胆汁是苦的，所以胆火上逆反冲到喉咙时会出现口干口苦的现象。

（4）肾、膀胱属水，肾升膀胱降

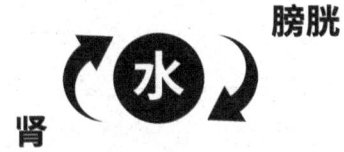

肾与膀胱五行属水，肾气升、膀胱之气降，一升一降组成了水气"小太极"，这就是中医常说的肾和膀胱互为表里的概念。一粒种子蕴含着巨大的能量，这股能量在外界环境具备后可以发芽长大，种子中储存的这股能量就是精气。人体之中，肾主藏精，人体在这股精气的主导下有了幼年、青年、壮年、老年等不同阶段，人体的生长发育以及繁衍后代都与肾中收藏的精气有着密切的关系。当今社会生活压力较大，很多人经常熬夜晚睡、大量吃冷食、房劳过度等，这对肾精有着巨大的消耗。肾为人体先天之本，损耗肾精相当于透支生命。伴随着肾精损耗的还有肾阳，肾中的元阳为人体阳气的动力源泉，为肝气升发的源动力。如果肾阳不足，则人体肝气的升发之力也就不足，进而导致人体左升的动力不足，左升动力不足则容易出现瘀滞，各种病症就出现了。

《黄帝内经》曰："冬伤于寒，春必温病。"意思是说如果冬天收藏得不好，人体的基础打得不好，到了第二年春天需要生发的时候就没有根，于是容易出现阳外散的现象，所以这时候容易得温病，这温病归根到底是肾气虚导致的。现在的人虽然不懂中医，但是都挺关心肾虚补肾的问题，很多人对肾虚的理解是错误的，有些医生会说某个患者肾阴虚、肾阳虚，其实阴阳是一体的，一虚俱虚，人体在肾精亏损的同时，肾阳也在亏损着，所以补肾应同时考虑到阴和阳，单纯地补肾阴或补肾阳不会起到什么效果。

气机周流的过程中，心之君火通过右降潜藏入肾水变为肾阳，所以说肾阳源自心火。方见上热，便知下寒，这句话的意思是看到上面上火，就知道下面有寒，上面有多热，下面就有多寒。正常情况下，心火穿过中土下降到肾，心火使肾水不寒。肾水穿过中土上济于心以滋心阴，肾水使心火不亢。就这样水火互相制约，不偏不倚，这就是心肾相交的原理。如果人体的脾胃出现问题，心肾没法穿过中土完成相交，上边的心火无法降下来会变成邪火，下边的寒无法升上去会导致下面更寒，于是人体就出现了上热下寒的现象。上热下寒体质的人上半身容易出现上火的现象，如脸上起痘痘、口腔溃疡、牙痛、口舌生疮等。下半身容易出现寒象，比如腿脚冷、小腿容易抽筋、下半身怕冷、尿频无力等。如果这时候用手摸患者的身体会明显感觉到患者上半身发烫而下半身发凉。很多医生在看到上火现象时会用大量寒凉的药来灭这个火，这种做法是不对的。因为心火是肾阳的源头，心火无法顺利下降潜入肾中才出现了上火，用大量寒凉药来灭这个火实际上相当于消灭肾阳，所以有些人吃大量祛火药后体质会变得越来越差。如果把心火比喻成一个皇帝，把肾比作朝堂，现在皇帝迷恋享乐不上朝，我们应该说服皇帝重新上朝，而不是直接把皇帝杀掉。所以正确的做法是引火归元，把心火引入肾水之中，当心肾相交，心火就可以顺利转变为肾阳，肾阳就可以顺利转变为心火，上面没了邪火而不热，下面得到温暖而不寒，于是上热下寒的现象也就消失了。

（5）心、小肠属火，心降小肠升

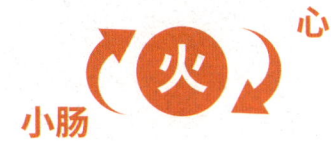

心与小肠五行属火，心气降、小肠气升，一升一降组成了火气"小太极"，这就是中医常说的心和小肠互为表里的概念。心为人体的君主之官，心的能量叫君火。肝肾这类器官就像是辅佐君主的丞相，所以肝肾等器官中的能量叫相火。君和相顾名思义就是君主和丞相的关系，丞相是来辅佐君主的。君火和相火的区别在哪里呢？一辆汽车中，汽油燃烧所产生的能量就类似君火，汽车所有的动力和功能都是这股能量提供的，所以如果没有汽油，则汽车所有的系统都将废掉。车的电瓶和电路系统类似相火，汽车电瓶中的电能是由汽油燃烧的能量转化而来，电能才可以保证汽车的车灯、空调等设备正常运行。

君火和相火是就像人体中的太阳，万物生长靠太阳。它们是正火，是推动人体正常运转的动力，所以君火越旺越好。如果君火、相火在运转的过程中出现瘀滞，就会因郁而产生邪火。这邪火会导致人体出现各种病症，比如常说的肝火旺、胆火、胃火等都是邪火。从气机周流的角度看，人体的肾水左升转化为肝木，肝木继续温升变为心火，所以肾水是心火的源头。一个人如果心气不足则必然与肾气虚有一定的关系，因为肾气不足导致升发之力不足，心火得不到充足的供应就出现了心气不足的现象，心气不足到一定程度就出现了心衰、心脏病。

如果这时候右降路线出现障碍，上面的气机无法带着津液降下去，就会导致上面的水液泛滥，于是就出现了心包积液。心火聚积久了还会产生邪热灼烧周围的器官，会导致心阴不足，热量扰心会导致心慌、心悸，热量扰动心神会导致失眠、多梦等病症，这些症状结合肺气不降会导致胸闷气短，就是常说的心脏病、冠心病。心气不足是由左升出现问题导致的，心火不降则是因右降出现问题导致的。如果把心火比作天空中的太阳，那么肺金就像天空中的云彩，赤日炎炎如火烧，这时候一片乌云遮挡过来下场大雨，天气也就凉爽了下来。肺金将上面的心火收敛起来存放到下面的水中，于是肾水得热而不寒。

胃是人体最大的降机，人体的右降需要胃的带动，在胃的帮助下，心火方可右降为肺金,肺金继续右降为肾水。治左升以为心脏提供足够能量,治右降以消除各种病症,所以说,各种心脏病症的治疗需要同时兼顾左升与右降才可以。

第六章
金氏五行升降针灸

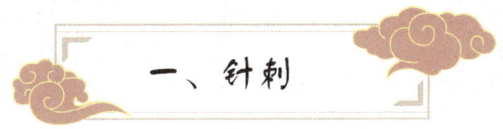

一、针刺

人体气机运转不通畅时会导致疾病，当气机恢复正常运转后，疾病就消失了，治疗疾病的过程本质上就是帮助人体气机恢复正常运转的过程。中医只是为人体气机提供了必要的帮助，人体在得到帮助后就可以扫除障碍恢复正常，所以说人体所有的疾病都是自愈的。比如说一间教室里堆了很多垃圾，你通过考察发现是这是因为教室中没有拖把、扫帚导致的，于是你只需要为这间教室的学生提供拖把和扫帚，这些学生自然就会把教室打扫干净。再比如说一个城市的马路因为山体滑坡被堵住了，城市里的垃圾运送不出去，进而导致城市里到处一片恶臭，这时候你只需要把马路上堆积的砂石挪走，马路恢复正常后，垃圾车就会把垃圾运输出去，城市环境也就恢复了干净清洁。同样的道理，人体气机在运转的过程中缺少什么，你就给它提供什么，气机在得到正确的帮助后自然就可以把人体经营得有条不紊。所以治病很简单，就是为人体气机提供正确的帮助就可以了。

1. 针刺的原理

经络是人体气机的循行路线，当气机运转出现障碍时人就病了，大部分疾病一开始都是气的运行上出现了问题，如果在疾病初起时及时帮助气机运转，人体气机得到帮助后自己就会清除障碍，病症就消失了。这就像古代行军打仗，前方军队缺少武器你就给他送武器，缺粮草你就给他送粮草。当军队万事俱备的时候，当然可以消灭敌人获得胜利。针灸的原理就是通过银针把施针人的气注入患者体内，给人体气机助力，患者气机得到帮助后自己就会克服障碍恢复健康。如何帮助人体气机运转呢？简单来讲，虚则补之，实则泻之。比如一个人是虚证，则应补本泻克。

如果一个人是实证则应泻本补克。凡用针者，必先诊脉，视脉之虚实而治之。

很多人很怕学针灸，因为需要记住的穴位和功能太多了。金氏五行升降中医根据人体气机的运转规律，简化了针灸操作手法。人体气机的运转无非是左升右降，当人体左升不好时，我们可以选择扎左腿三阴交帮助气机左升；当人体右降不好时，我们可以选择扎右腿足三里帮助气机右降。所以我们把数以百计的穴位简化为两个穴位：三阴交和足三里。并且还有一套针法可以全方位地帮助人体气机周流运转，因为覆盖面广且治病效果显著，很多人又称之为"万能针法"。接下来我们分别详细介绍。

2. 升降针法

金氏五行中医理论指导下的针灸方法相对容易驾驭，旨在帮助人体气机运转恢复正常，气机运转恢复正常疾病自然就会消失。人体气机是以左升右降的形式运转的，当气机升得不顺畅时，我们给气机向上推的力量，当气机降得不顺畅时，我们给气机向下降的力量，气机得到帮助后升降变得顺畅，病症也就消除了。针灸治疗就是通过银针把施针者的气传给患者，当气机需要泻的时候帮它泻，当气机需要补的时候帮它补，进而帮助人体气机恢复正常运转，不药而愈。

根据人体左升右降的规律，我们选定两个穴位：左腿三阴交、右腿足三里。当人体出现左升不好时，选左腿"三阴交"用补法54下；当人体出现右降不好时，选右腿"足三里"用泻法51下。何为补、何为泻呢？根据捻转补泻法：针下得气后，拇指向前用力重，向后用力轻者为补法；拇指向后用力重，向前用力轻者为泻法。补法的操作方法是：顺时针快速用力地往前转半圈，然后慢慢地转回来，再快速地用力往前转半圈，再慢慢转回来，往前转加上收回来算一下，一共这样操作54下。泻法的操作方法是：逆时针快速用力地往后转半圈，然后慢慢地转回来，再快速地用力往后转半圈，再慢慢转回来，往后转加上收回来算一下，一共这样操作51下。我们行针时应该"手如握虎"，想象一下你手里按着一只老虎的时候，你是不是会把全身力气都用在手上？针灸时就是要把精气神都聚集在手里，因为行针的精髓就是气。患者之所以升不上去、降不下来，是因为身体不通畅、有堵的地方，所以升不上去的时候要帮助他升，你的气通过针传到他的身上，帮助他往上升。针灸会消耗你的元气，所以你用这种方法扎针，一天扎针的次数是有限的。

当你通过把脉发现患者左边的脉比右边的脉大，那就是左升得不好。这个时候你就可以在患者的左腿三阴交扎针，用补法54下，补54下后再摸脉，就能发现患者左右的脉一样了。这时候就可以起针了，如果摸脉发现左边脉还是比右边脉大，脉还没有平，你就接着用补法行针9的倍数，什么是9的倍数呢？也就是继续补的次数是9、18、27等9的倍数，然后再看脉两边是否跳得差不多大了，两边脉平了就可以起针。如果是右降得不好，那就扎右侧足三里穴用泻法，用同样的方法判断升降即可，足三里是泻法，基础操作是51次，继续操作的次数也是9的倍数。

为何用9的倍数呢？为何选择用54下、51下呢？因为数字是有能量的，数字1和6代表五行中的水，数字2和7代表五行中的火，数字3和8代表五行中的木，数字4和9代表五行中的金，数字5和10代表五行中的土，这来自河图。

为什么三阴交用54下、足三里用51下呢？大家都听过"九五之尊"这个词，9、5最大，$5×9=45$，那45次以后，阳经用阴数，阴经用阳数，水为1，火为2，木为3，金为4，土为5，1、3、5是阳数，加在一起等于9，2、4是阴数，加在一起是6。三阴交是阴经，要用阳数，最大的阳数是9，所以45+9=54，这就是54下的由来。足三里是阳经，要用阴数，最大的阴数是6，所以45+6=51，这就是51下的由来。扎针前要先定位消毒，如果没扎过针可以用套管针，用套管针对准穴位然后一拍，针就进去了，扎针只是破皮的时候有点儿痛，破皮以后就不痛了，然后你再慢慢地把针往下扎进去，三阴交扎进去一寸，最多一寸半就行了。足三里扎进去一寸半到两寸就行了。扎三阴交别扎太深，扎足三里深一点儿也没事。扎进针以后，如果病是因为左升不好，我们就给三阴交一个推力，就像有个老太太用车拉东西上坡时出现了停滞，遇到困难上不去了，咱们可以从车后面帮她推一下。同样的道理，扎三阴交用补法就是帮助身体往上推一下，这样就能帮助左升。

当你遇到一个患者出现了淤堵升不上去了，这时候需要你帮他左升，如何用针灸帮他左升呢？我们需要用针扎到他的穴位上，你的内力通过针传导到他的身上。当你行针的时候，把你全身的力气都用到手上，你说老师我不会内功，那就用力帮助患者传导，帮他升上去。你行针的时候心中默念行针的次数，其他人跟你说话也不要搭理他。当你真正用力、用心行针的时候，你全身的力气会通过针柄、针身传到患者身上，这传来的气可以帮助他升降，升不好帮他补，降不好帮他泻，不知不觉中针弯了，你也就学成了。你并不需要过大幅度地去转针，你的手在动，身体并没动，只是手指头稍微动一动就行了，但是你升的气和降的气已经传到患者身上了,这个气就能帮助患者把经络打通,经络打通了,患者就舒服了,症状也就很快消失了。

总结:升得不好用补法 54 下,降得不好用泻法 51 下,如果脉不平再用 9 的倍数行针。顺时针转半圈为补,逆时针转半圈为泻。

3. 万能针法

金氏万能针法以人体脏腑功能为生理基础,以气一元论、阴阳学说、五行学说为说理工具,采用针灸人体穴位来达到调理人体气机运行、缓解疼痛、治疗疾病的目的。本针法分布位置从头到脚,实现人体的气机周流。

针灸针的选用:可选用 0.35mm×50mm 的针,新手可选用套管针进行进针。

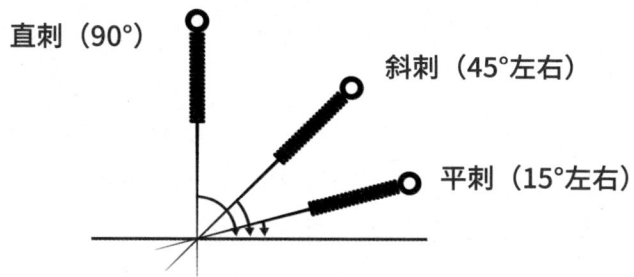

这一套针法扎上去后,等一小时,操作十天后效果就出来了。其中,人中穴是我们传统常用的急救穴位,如果有人昏厥或者出现突发情况,可以拿出针从人中穴朝向鼻中隔的方向斜刺上去,不停地通过抽插针给患者强刺激,直到患者清醒流出眼泪再停。他眼泪流出来了人就活过来了。如果你把脉发现患者左升得不好,就补一补三阴交,如果降得不好,就泻一泻足三里。这套针法是万能的,无论什么病都可以用这个针法,因为它能帮助人体调畅气机,同时能调理中焦脾胃,气机升降和枢纽都畅通无阻,那么一气周流就没有障碍,身体很多毛病都能逐渐好转。

注意:万能针法留针一小时,起针一小时内不能大吃大喝,包括抽烟、饮茶、酒。针灸时不宜过饥过饱,天气温度低要注意保暖,不要玩手机,刮风下雨等阴雨天气不宜长时间留针。万能针法一共 11 针,不必刻意追求穴位的绝对准确,遵循离穴不离经就可以了,具体的操作就是在穴位的上下按压,有酸胀感的时候进针操作即可。针灸前先把脉,进针深度根据患者的胖瘦、穴位、病程的长短进行调整,三阴交、足三里可扎深一些。扎针一天一次,扎十天休息三天。

针刺的注意事项

①针灸针的选用：可选用 0.35mm×50mm 的针，新手可选用套管针进行进针。

②进针的深浅：进针深度根据患者的胖瘦、穴位、病程的长短来适当调整，三阴交足三里可扎得深一些。

③针灸时容易扎中毛细血管，穴位都是在气血交汇处，拔针时出血没有任何问题。

④扎针时出现晕针情况如何处理：可能是因为扎针时不是仰卧位平躺，出现这种情况要扶病患躺下，停止继续施针，然后喝一些糖水。

⑤针灸需要注意什么：针灸时天气温度不宜过低，避免皮肤直接裸露在外；针灸时不宜饮食过饱或饥饿；针灸时不要开空调，室内保持安静，不要玩手机；刮风下雨等阴凉天气，不宜长时间留针；针灸后不要抽烟、马上洗澡、饮用浓茶等。

⑥扎针禁忌证：身体虚弱、精神紧张、疲劳、饥饿、妊娠期、大汗、大泻、大出血后、小儿囟门未闭、出血性疾病、皮肤感染、肿瘤局部、胸部等重要脏腑不可直扎和深扎。

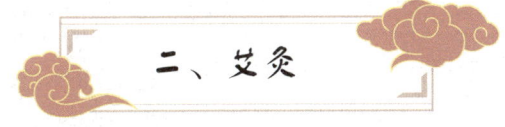

二、艾灸

1. 艾灸的原理

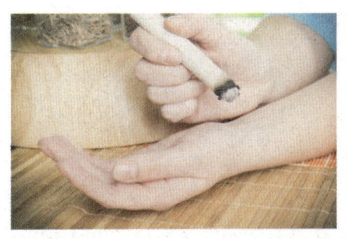

艾的应用在中国已有三千多年的历史，歌谣中有"家有三年艾，医生不用来"的说法。艾灸可以帮助人体补充正气，为人体气机运转提供动力，有温经散寒、补阳气、行气通络、祛邪扶正的功效。万病之源是寒湿，肾水寒、脾土湿是万病的源头。现代人大多数处于阳气不足、体内寒湿的亚健康状态，大部分人需要消除体内的寒湿。艾灸操作简单、使用安全、补阳效果显著，所以艾灸在治病养生上有着广泛的应用。

2. 艾灸补阳调升降

可以交替艾灸太溪穴和肾俞穴来补肾阳，交替艾灸脾俞穴和太白穴来补脾阳。如果人体左升得不好可以艾灸太溪穴（肾）、太冲穴（肝）、太白穴（脾）和关元穴（小肠）来帮助左升。关元穴是小肠经的募穴，顾名思义，它里面关着人体的元气，由于它和肝、脾、肾相连，所以通过艾灸关元穴可以让左升上去，也可以直接艾灸三阴交穴帮助人体气机左升。同样的道理，右降不好可以艾灸足三里穴帮助气机降下去。人体寒湿没了，左升右降通畅，疾病当然也就没有了。

第七章
金氏五行常用中药及解析

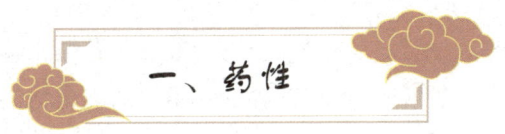

一、药性

现代科学为探究中草药的具体药性，从物质层面进行了探索，研究认为中药中所含有的某些微量元素或有机分子起到了治病作用，比如科学家认为青蒿里面的青蒿素对疟疾有抑制作用，但是青蒿素用久了会出现耐药性。我们的老祖宗几千年前就开始使用青蒿治疗疟疾，却从来没出现过耐药性。所以药性不能只从物质层面来解读。比如麻黄的茎有发汗作用，麻黄的节却是收汗作用。麻黄的茎和节含有的化学成分应该差不多，为什么作用却完全相反呢？再比如桂枝是桂树上面的小树枝，作用是发汗解肌。肉桂是桂树主干的树皮，作用是补火助阳。桂枝和肉桂取自桂树的不同位置，发挥的作用也不一样。所以只从中药成分上来研究药性是片面的。

我们古人认为一花一草均顺应天地之气而生，不同的植物带有不同环境造就的偏性。中药可以治病，用的就是植物特有的偏性来纠正人体的偏气，当人体的偏气恢复正常，人体气机恢复有序的周流运转，疾病就消失了。中药就是通过纠正人体之偏气，从而起到治病的作用。不同的中药有自己特有的偏性，古人称之为"药性"。先辈们一般从草木的天时、地理、形色、质地、气味等几个方面来辨别药性。

天时说的就是药物生长的季节，它何时生根发芽，何时开花结果。比如有一味中药叫半夏，取这个名字是因为其生长于夏至前后，夏天过半故名半夏，由于半夏生在长夏，长夏是土的季节，所以半夏可以治脾胃，专降胃气。

地理指的是植物生长的自然环境。它是生长在陆地还是生长在水里，生长在冰山还是生长在沙漠。比如天山雪莲由于生在寒地，所以其性温热，可以温人体的肾阳。

形色指的就是形状、颜色，植物的外观长成什么样子，与它内部的气机运行密切相关。比如金樱子外形像子宫，取类比象，它可以把药性引向子宫。有些中医会将金樱子当作引经药就是应用了这个特点。小米色黄属土，所以小米可以入人体的中土脾胃，这就是小米可以养脾胃的原因。

质地指的是轻重，清轻者上行，重浊者下行。比如薄荷叶轻飘，可以治风热头痛，取的就是薄荷药性清轻、药力上浮的个性。人体膝盖关节痛可以加入牛膝，因为牛膝质重，取的就是牛膝的下潜之力。

气味指的是中药的气和味，中药味道分为酸苦甘辛咸，比如甘可缓中，咸能软坚。例如芒硝味咸，所以它可以软坚，中医常用芒硝来攻燥结的大便。植物的根在个体中起着升提精气并往上运输营养的作用，所以植物的根有生发的特性。植物的枝向四周扩散伸展，所以枝主发散。植物的茎为沟通上下的通道，所以茎主通调。植物的皮在外主收敛，植物的芯在内主通行。植物的花清升，植物的果实补精。这就是植物类中药的药性来源，动物类中药有着类似的特点。

中药药性主要包括四气五味、升降浮沉、归经、毒性等。

四气指药物的寒、热、温、凉四种药性。它反映了药物在影响人体阴阳盛衰、寒热变化方面的作用，是描述药物作用性质的重要概念之一。寒凉药具有清热泻火、凉血解毒、泻热通便、滋阴除蒸、清热利尿、清心开窍、凉肝息风等功效，适用于热证、阳证。温热药具有温里散寒、补火助阳、暖肝散结、温阳利水、温经散寒、回阳救逆等功效，适用于治疗寒证、阴证。

五味主要指药物具有辛、甘、酸、苦、咸五种基本的味道。甘味包含淡，酸味包含涩，辛甘淡属阳，酸苦咸属阴。辛能散、能行，具有发散、行气、活血的作用。甘能补、能和、能缓，具有补益、和中、调和药性、缓急止痛的作用。酸能收、能涩，有收敛固涩的作用，还可生津。苦能泄、能燥、能坚。咸能下、能软，具有软坚散结和泻下通便的作用。淡能渗、能利，具有渗湿利尿的作用。涩与酸味作用相似，具有收敛固涩的作用。

升降浮沉是指药物在机体内的作用趋向，是药物的性能之一。升即上升提举，趋向于上；降即下达降逆，趋向于下；浮即向外发散，趋向于外；沉即向内收敛，趋向于内。归经是指药物对机体某部分的选择作用。

二、常用中药药性浅释

临床中,在以"基础方"为主框架的前提下,可以根据患者的症状进行用药加减。以下是一些常用中药的药性解释,节选自《长沙药解》《玉楸药解》《中药学》。

(1) 薤白

味辛,入手太阴肺经、手阳明大肠经,开胸痹而降逆,最消痞痛。

【用法用量】煎服,5～10g。

(2) 山楂

肉食积滞证,消食化积,行气散瘀。

【用法用量】煎服,9～12g。

(3) 白扁豆

味甘淡,性微温,入足太阴脾经、足阳明胃经。健脾化湿、和中消暑。主治脾胃虚弱,大便溏泄,白带过多,暑湿吐泻,胸闷腹胀。

【用法用量】煎服,9～15g。

(4) 补骨脂

味辛、苦,性温,入足太阴脾经、足少阴肾经、手阳明大肠经。温脾暖肾,消水化食,治膝冷腰疼,善止遗精,收小儿遗溺,兴丈夫痿阳,除阴囊之湿,愈关节之凉。

【用法用量】煎服,6～10g。

(5) 肉豆蔻、白豆蔻

肉豆蔻:味辛,性温气香,入足太阴脾经、足阳明胃经。温中燥土,消谷进食,善止呕吐,最收泄利,治寒湿腹痛,化痰水停留,磨饮食陈宿。肉豆蔻调和脾胃,升降清浊,消纳水谷,分理便溺,善行宿滞,其性敛涩,专固大肠,消食止泄,此为第一。

【用法用量】煎服,3～10g。

白豆蔻:化湿行气,温中止呕,湿滞中焦证,脾胃气滞证。味辛,入足阳明胃经、手太阴肺经。降肺胃之冲逆,开胸膈之郁满,能下饮食,消腹中之胀痛。

【用法用量】煎服,3～6g,后下。

(6) 升麻

入手阳明大肠经、足阳明胃经。利咽喉而止疼痛，消肿毒而排脓血。可以发表透疹，清热解毒，升举阳气。应用在风热头疼，齿痛口疮，气虚下陷，咽喉肿痛，久泻脱肛，崩漏下血。善引脾胃清阳之气上升，常用治中气不足、气虚下陷导致的脏器脱垂。

【用法用量】煎服，3～10g。

(7) 柴胡

和解少阳，疏散退热，疏肝解郁，升阳举陷。寒热往来、感冒发热、肝郁气滞、月经不调、气虚下陷、久泻脱肛。入足少阳胆经。清胆经之郁火，泄心家之烦热。行经于表里阴阳之间，奏效于寒热往来之会。上头目而止眩晕，下胸胁而消硬满，口苦咽干最效，眼红耳热甚灵，降胆胃之逆，升肝脾之陷，胃口痞痛之良剂，血室郁热之神丹。

【用法用量】煎服，3～10g。

(8) 黄芩

清热燥湿，泻火解毒，凉血止血。湿温暑湿，湿热痞闷，黄疸泻痢，肺热咳嗽，热病烦渴，血热吐衄，咽喉肿痛，痈肿疮毒，胎热不安。脾胃虚寒者不宜使用。味苦，入足少阳胆经、足厥阴肝经，清相火而断下利，泄甲木而止上呕，除少阳之痞热，退厥阴之郁蒸。

【用法用量】煎服，3～10g。

(9) 麻黄

发汗解表，宣肺平喘，利水消肿。凡表虚自汗、阴虚盗汗、虚喘者慎用。

【用法用量】煎服，2～10g。

(10) 人参

大补元气，补脾益肺，生津安神。应用在气虚欲脱，肺气虚弱，脾气不足，热病气津两伤，气血亏虚。

【用法用量】煎服，3～9g；挽救虚脱可用15～30g，文火另煎兑服。

(11) 丹皮

清热凉血，活血散瘀。阴虚发热、血滞经闭、痛经癥瘕、跌打损伤。

注：血虚有寒、月经过多及孕妇不宜用。

【用法用量】煎服，6～12g。

（12）蜈蚣

味辛，性微温，入足厥阴肝经。堕胎破积，拔脓消肿。蜈蚣辛温毒悍，能化癖消积杀虫，解毒蛊，治瘰疬痔瘘，秃疮便毒，疗蛇咬，亦可用于惊痫抽搐，脐风口噤。

【用法用量】煎服，3～5g。

（13）淫羊藿

温肾壮阳，强筋骨，祛风湿。在肾阳亏虚、阳痿不育、肝肾不足、筋骨痹痛、风湿拘挛等方面有作用。

【用法用量】煎服，6～10g。

（14）阿胶

补血止血，滋阴润燥。血虚萎黄、眩晕心悸、多种出血证、阴虚及燥证。脾胃虚弱者慎用。

【用法用量】煎服，3～9g，烊化兑服。

（15）败酱草

味苦，性微寒，入足厥阴肝经。善破瘀血，最排痈脓。

【用法用量】煎服，6～15g。

（16）何首乌

制何首乌补益精血，固肾乌须。生何首乌截疟解毒，润肠通便。血虚萎黄，头昏目眩，肝肾精血亏虚，体虚久疟，肠燥便秘。

【用法用量】煎服，制何首乌6～12g。

（17）女贞子

味苦，气平，入足少阴肾经、足厥阴肝经。强筋健骨，秘精壮阳，补益精血，长养精神。

【用法用量】煎服，6～12g。

（18）炒酸枣仁

养心益肝，安神，敛汗。心悸失眠、体虚多汗。

【用法用量】煎服，10～15g。

（19）山萸肉

即山茱萸，味酸性涩，入足厥阴肝经。温乙木而止疏泄。敛精液而缩小便。

【用法用量】煎服，6～12g。

（20）熟地黄

补血滋阴，益精填髓。治血虚萎黄，眩晕，心悸失眠，月经不调，肾阴不足，肝肾精血亏虚。

注：凡是气滞痰多，湿盛中满，食少便溏者忌服。

【用法用量】煎服，9～15g。

（21）全蝎

味辛，性平，入足厥阴肝经。穿筋透节，逐湿除风。治中风时的口眼㖞斜、肢体瘫痪，小儿惊搐，女子带下诸证。

【用法用量】煎服，3～6g。

（22）枳壳/实

枳实破气除痞，化痰消积。应用在食积证，胃肠热结气滞证，痰滞胸脘痞满，胸痹结胸。枳实为幼果，作用较强，故以破气、消积、导滞为主。枳壳为接近成熟的果实，作用较缓和，长于行气宽中除胀。

【用法用量】煎服，3～10g。

（23）当归

补血，活血，调经，止痛，润肠。应用于心肝血虚，面色萎黄，眩晕心悸，血虚瘀滞，月经不调，血滞寒凝，血虚肠燥便秘。湿盛中满、大便溏泻者忌服。

【用法用量】煎服，6～12g。

（24）肉苁蓉

补肾阳，益精，润肠通便。应用在肾阳不足，精血亏虚的阳痿不育，腰膝酸软，筋骨无力。肠燥便秘。

【用法用量】煎服，6～10g。

（25）槐花

凉血止血，清肝火。应用在血热出血证，如吐血、衄血、便血、痔血。肝火上炎之头痛目赤。

【用法用量】煎服，5～10g。

（26）玄参

清热凉血，滋阴解毒。应用在热入营血，温毒发斑，津伤便秘，咽喉肿痛，痈肿疮毒。脾胃虚寒食少便溏者不宜服用。

【用法用量】煎服，9～15g。

（27）杏仁

止咳平喘，润肠通便。应用在咳嗽气喘，肠燥便秘。

【用法用量】煎服，5～10g。

（28）黄柏

清热燥湿，泻火解毒，退热除蒸。应用在湿热带下，泻痢黄疸，疮疡肿痛，湿疹湿疮，阴虚发热，盗汗遗精。脾胃虚寒者忌用。

【用法用量】煎服，3～12g。

（29）吴茱萸

散寒止痛，降逆止呕，助阳止泻。寒滞肝脉诸痛证，胃寒呕吐证，虚寒泄泻证，口疮。

【用法用量】煎服，2～5g。

（30）川芎

活血行气，祛风止痛。应用在血瘀气滞的痛证，如头痛，风湿痹痛。

注：阴虚火旺、多汗、月经过多及出血性疾病者不宜使用，孕妇忌用。

【用法用量】煎服，3～10g。

（31）肉桂

味甘辛，气香，性温，入足厥阴肝经，温肝暖血，破瘀消癥，逐腰腿湿寒，驱腹胁疼痛。可助阳补火，散寒止痛，温经通脉。

【用法用量】煎服，1～5g。

（32）苏梗

理气宽中，止痛，安胎。适用于胸膈痞闷，胃脘疼痛，嗳气呕吐，胎动不安。

【用法用量】煎服，5～10g。

（33）苏子

降气化痰，止咳平喘，润肠通便。应用在痰壅气逆，咳嗽气喘，肠燥便秘。

【用法用量】煎服，3～10g。

（34）款冬花

味辛，性温，入手太阴肺经，降冲逆而止嗽喘，开痹塞而利咽喉。

【用法用量】煎服，5～10g。

（35）紫菀

味苦辛，入手太阴肺经，降气逆而止咳，止喘。

【用法用量】煎服，5～10g。

(36) 五味子

敛肺滋肾,生津敛汗,涩精止泻,宁心安神。应用在久咳虚喘,津伤口渴,消渴,自汗盗汗,久泻不止,心悸,失眠多梦。

【用法用量】煎服,2～6g。

(37) 黄芪

补气升阳,益气固表,利水消肿,敛疮生肌。应用在脾胃气虚,中气下陷,肺气虚,表虚自汗,气虚水湿失运,疮疡,气血亏虚,气血不足,疮疡内陷。

【用法用量】煎服,9～30g。

(38) 党参

益气,生津,养血。应用在中气不足,肺气亏虚,气津两伤,气血两亏。

【用法用量】煎服,9～30g。

(39) 佛手

疏肝理气,利胃止痛,燥湿化痰。用于肝胃气滞,胸胁胀痛,胃脘痞满,食少呕吐,咳嗽痰多。

【用法用量】煎服,3～10g。

(40) 侧柏叶

凉血止血,化痰止咳。应用在血热出血证,比如吐血、咳血、衄血、便血、崩漏,尿血,肺热咳嗽有痰。

【用法用量】煎服,6～12g。

(41) 栀子

泻火除烦,清热利湿,凉血解毒,外用消肿止痛。应用在热病烦闷,湿热黄疸,血热吐衄,疮疡肿毒,跌打损伤。脾胃便溏者慎用。

【用法用量】煎服,6～10g。

(42) 细辛

味辛,性温,入手太阴肺经,足少阴肾经。降冲逆而止咳,驱寒湿而荡浊,最清气道,兼通水源。

【用法用量】煎服,1～3g。

(43) 白茅根

凉血止血,清热利尿。临床应用于热病烦渴、吐血、衄血、肺热喘急、小便不利、水肿黄疸等症。

【用法用量】煎服，9～30g。

（44）麦冬

养阴润肺，益胃生津，清心除烦。应用在肺阴不足，劳热咳嗽，胃阴亏虚，口渴咽干，热扰心营，心烦不眠。

【用法用量】煎服，6～12g。

（45）木香

行气止痛。应用在脾胃气滞证，泻痢里急后重，腹痛胁痛黄疸。

【用法用量】煎服，3～6g。

（46）黄连

清热燥湿，泻火解毒。肠胃湿热，泻痢呕吐，热盛火炽，高热烦躁，痈疽疔毒，皮肤湿疮，耳目肿痛。脾胃虚寒者忌服。

【用法用量】煎服，2～5g。

（47）地龙

功效清热定惊，通络，平喘，利尿。

【用法用量】煎服，5～10g。

（48）防风

祛风解表，胜湿止痛，止痉。应用在感冒头痛，风疹瘙痒，风湿痹痛，破伤风证，肝胃不和，腹痛泄泻等。

【用法用量】煎服，5～10g。

（49）瓜蒌

清热化痰，宽胸散结，润肠通便。肺热咳喘，胸痹，结胸，肺痈，肠痈，乳痈，肠燥便秘。

【用法用量】煎服，9～15g。

（50）醋鳖甲

味咸气腥，入足厥阴肝经，足少阳胆经。破癥瘕而消凝瘀，调痈疽而排脓血。

【用法用量】煎服，9～24g，宜先煎。

（51）薄荷

疏风散热，清利头目，利咽，透疹，疏肝解郁。应用在风热感冒，温病目赤，咽喉肿痛，麻疹不透，风疹瘙痒，肝郁气滞。体虚多汗者不宜使用。

【用法用量】煎服，3～6g。

（52）苍术

燥湿健脾，祛风湿，明目。应用在湿滞中焦证，风湿痹证，风寒夹湿之表证，夜盲证，眼目昏涩证。

【用法用量】煎服，3～9g。

（53）丹参

活血祛瘀，通经止痛，清心除烦，凉血消痈。各种瘀血证，特别是妇科瘀血证、热病。烦躁神昏及杂病，心悸失眠，疮疡痈肿。

【用法用量】煎服，10～15g。

（54）浮小麦

固表止汗，益气，除热。常用于自汗、盗汗。

【用法用量】煎服，6～12g。

（55）葛根

解肌退热，透发麻疹，生津止渴，升阳止泻。应用在外感表证，麻疹透发不畅，热病烦渴，湿热泻痢。

【用法用量】煎服，10～15g。

（56）枸杞子

补肝肾，明目。应用在肝肾不足，腰酸遗精，头晕目眩，目昏不明，消渴。

【用法用量】煎服，6～12g。

（57）大黄

泻下攻积，清热泻火，凉血解毒，止血，逐瘀通经，利湿退黄。应用在大便秘结，肠胃积滞，血热妄行，热毒疮疡，烧烫伤，瘀血经闭。脾胃虚弱者慎用，怀孕、月经期、哺乳期忌用。

【用法用量】煎服，3～15g。

（58）乌梢蛇

味咸气平，入足厥阴肝经，起风瘫，除疥癞。穿筋透络，逐痹驱风，治中风麻痹，疥癞瘙痒。

【用法用量】煎服，6～12g。

（59）牛膝

活血通经，补肝肾，强筋骨，利水通淋，引火下行。应用在瘀血阻滞之经闭，产后腹痛，腰膝酸痛，淋证，小便不利，头痛晕眩。孕妇及月经过多者忌用。

【用法用量】煎服，5～12g。

（60）延胡索

活血，行气，止痛。应用于气血瘀滞，胸胁、脘腹疼痛，胸痹心痛，经闭痛经，产后瘀阻，跌扑肿痛。

【用法用量】煎服，3～10g。

（61）郁金

活血行气止痛，解郁清心，利胆退黄，凉血。应用在气滞血瘀的胸胁腹痛，热病神昏，肝胆湿热，气火上逆之出血证，如吐血、衄血及妇女倒经。

【用法用量】煎服，3～10g。

（62）山药

益气养阴，补脾肺肾，固精止带。应用在脾胃虚弱，肺肾虚弱，阴虚内热，消渴。

【用法用量】煎服，10～30g。

（63）制川乌

祛风除湿，散寒止痛。应用在风寒湿痹痛，诸寒疼痛，跌打损伤，麻醉止痛。

【用法用量】煎服，1.5～3g，宜先煎、久煎。

（64）水蛭

味咸苦，微寒。入足厥阴肝经，善破积血，能化坚癥。善下沉积之血。

【用法用量】煎服，1～3g。

第八章

各疾病分析

理论指导实践,反过来实践又能印证理论的正确性。

金氏五行升降中医自创立开课以来,经过不断的临床试验和不同患者的用药反馈,各个层面都收到了不同程度的好评反馈。本着传播中医的理念,以使国家更富强,让民族得振兴,让人民得健康为目标。我决定把这些内容编纂成书,供有需要的人使用,同时也希望能够为仍在遭受疾病困扰、因疾病痛苦难受的人们减轻病痛,早日拥抱健康。

本章用"金氏五行升降中医"理论来分析一些常见疾病的病机病理,并提供对应的治疗方法。由于疾病是千变万化的,人的体质也是千差万别,所以还是要具体问题具体分析。文中提供的所有治疗方法仅供参考学习使用,具体应用时还需要根据患者的具体情况,加减运用。

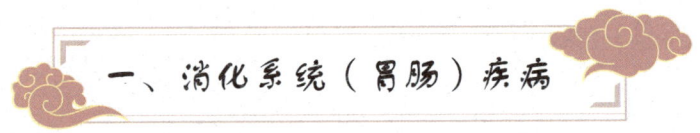

一、消化系统（胃肠）疾病

1. 顽固性口腔溃疡

【症状表现】反复出现的口腔溃疡、疼痛、黏膜破溃等,影响进食。

【金氏医理】老年人常见的口腔溃疡反复发作,这是因为火降不下来、在上边烧导致的。这个火出现在不该出现的位置就是邪火,为何我不赞同用黄连去化解这个火呢?因为这个火降下去,归位会变成肾阳的,如果你将它用寒凉药消灭了,肾阳也得不到该有的能量,身体就慢慢变差了。正确方法是把它引下来,给邪以出路让它改邪归正,也就是引火归元。这个火不降是因为胃堵住了它下降的路线,胃不降是因为脾土湿,脾土湿是因为肾水寒。火在上寒在下,上边有多热下边就有多寒。胃不降是因为脾湿，脾湿是因为肾寒，所以降胃可以把这个火降下来，同时温肾阳、补脾阳、祛寒湿、调升降，这就是治疗思路。

【调理方向】基础方加强降胃，并引火归元，热象明显可以稍去热药。

【针刺】右侧足三里泻法。

【中成药】附子理中丸。

2. 口臭

【症状表现】口气重，有酸臭腐的味道，说话的时候特别明显。

【金氏医理】现在口臭的人非常多，因为有胃病的人非常多，市面上治口臭的药都是什么药？都是去胃热的药，如石膏、栀子、知母等，这些药吃了当下倒是有效的，但是很容易复发，而且越吃越严重。口臭的原因是胃降不下去出现了瘀滞，然后瘀而化热了，正常人可能三个小时就降下去了，而你五个小时还不降。这相当于农村那种化粪池，你将家里的垃圾都丢进去，几个月后把它们弄出来放田里当肥料，是不是垃圾在里面放久了就变臭了，并且那个臭味会往外扩散。胃里的食物放久了就像化粪池一样，腐烂的食物的臭味从胃里通过管道扩散到嘴里，嘴里就出现了臭味，一张嘴臭味就出来了。这个火不降是因为胃不降堵住了，胃不降是因为脾土湿，脾土湿是因为肾水寒。这个时候的治疗应以降胃为主，补脾、补肾为辅，当胃热消失了，要治根的时候再祛寒湿，继续温肾阳、补脾阳。

【调理方向】基础方加强右降，胃热明显的可以稍去热药，加石膏以清胃热。

【针刺】右侧足三里泻法。

【中成药】附子理中丸。

3. 反流性食管炎

【症状表现】反流和胃灼热、胸痛、上腹痛、上腹灼烧感、嗳气等，部分患者还会表现出消化不良的症状。

【金氏医理】这是胃降不下来上逆导致的。胃是最大的降机，如果胃不降就往上逆。很多人打嗝其实就是胃反酸，胃酸往上反，酸往上顶、反流，流到了食管就会腐蚀食管，变成食管炎。反流的原因是胃不降，胃不降的原因是脾土湿，脾土湿的原因是肾水寒。治疗的时候祛寒湿、调升降即可。

【调理方向】基础方加强右降，主要把胃气降下去，可适当增加药物的剂量。

【针刺】右侧足三里泻法，症状明显者可在发作时立即操作。

【中成药】附子理中丸。

4. 胃炎

【症状表现】胃胀、胃痛、恶心、呕吐、食欲减退、上腹不适、嗳气、早饱、腹胀、上腹痛等。

【金氏医理】胃是人体最大的降机，胃以降为顺，胃如果不降，会出现胃胀、恶心、反酸、胃灼热、胃痛、胃溃疡甚至幽门螺杆菌感染等情况。胃不降的原因是因为脾土湿，脾土湿是因为肾水寒，病根是寒湿。如果胃降不下去就在那里堵着，心火、肺气、胆火也会降得不好，心火长时间降不好就上逆，就会出现心慌、心悸，动扰心神，出现失眠、多梦、惊悸、心慌、奔豚等症状。

【调理方向】基础方加强右降，气滞明显者可以加用调理脾胃、理气消滞之品，如木香、佛手等。

【中成药】附子理中丸。

【针刺】右侧足三里泻法。

5. 胃溃疡

【症状表现】胃痛、反酸、恶心、食欲减退、上腹不适、嗳气、腹胀等。

【金氏医理】胃是人体最大的降机，胃以降为顺，胃如果不降，会出现胃胀、恶心、反酸、胃灼热、胃痛、胃溃疡甚至幽门螺杆菌感染、胃癌等情况。与胃炎病理类似。

【调理方向】基础方加强右降，疼痛明显者可以加用制酸止痛之品，如瓦楞子、制牡蛎等。

【中成药】附子理中丸。

【针刺】右侧足三里泻法。

6. 胃癌

【症状表现】上腹疼痛、呕血、黑便、恶心呕吐、食欲减退、低热、乏力、贫血、体重急剧减轻等。

【金氏医理】所有的癌症都是阴成形、阳不化气形成的，这类患者一定是寒湿很重，所以越是有寒湿的人，越有可能患上结节、囊肿、癌症等。寒湿盛的人，肾水就会寒，肾阳虚就会引起脾阳不足，脾阳虚就会引起脾土湿，板结硬，升降反作，引起阴成形。治疗的方法就是祛寒湿、调升降，加上阳化气、散瘀结。

【调理方向】基础方加强右降，祛寒湿，亦可加炒山药、炒白扁豆等，疼痛明显者可以加用制酸止痛之品，如瓦楞子、制牡蛎等，有出血倾向者可以加伏龙肝等止血之品。

【中成药】附子理中丸。

【针刺】右侧足三里泻法。身体太虚弱的可以用降贴。

7. 食管癌

【症状表现】进行性咽下困难，可伴有反流，胸骨后烧灼样、针刺样或牵拉摩擦样疼痛。

【金氏医理】癌症都是阴成形、阳不化气形成的，这类患者一定是寒湿很重，所以越是有寒湿的人，越有可能患上结节、囊肿、癌症等。为什么同样是癌症，有的人得的是胃癌，有的人得的是肠癌，有的人得的是肺癌呢？其实这跟每个人自身的情况有关，大家知道，病邪都是侵犯人体较虚弱的地方，那么癌症和寒湿之邪也同样会寻找身体之中阳气薄弱的地方，进而发展自己的力量，逐渐侵蚀，直至占领对方的地盘。那么，食管癌的原因也是因为胃不降引起的，根在寒湿，肾水寒、脾土湿，一气周流运行不畅，最后引起寒湿停聚，阴成形，逐渐发展成癌症。治疗上述是祛寒湿、调升降，加强阳化气和左升的力量，一段时间后，一定会有改善的。

【调理方向】基础方加强阳化气及左升的力量。

【中成药】附子理中丸、金匮肾气丸。

【针刺】如果身体太虚，可以用降贴或留针导气，不操作泻法。

8. 肠炎

【症状表现】肠鸣、腹痛、腹泻（水样便或黏液便）、排便不干净等。

【金氏医理】肠在肚脐以下，肠炎是因为气升不上去，依附气的水液也就升不上去，水液升不上去而下陷，下陷到肠道就会导致肠炎。根本原因还是因为寒湿重，肾水寒、脾土湿，板结硬挡住了气的左升路线，加上水液升不上去（水液、血液、津液的升降路线和气血升降路线是一致的，都是左升右降）而下陷，导致腹泻引起肠炎。

【调理方向】基础方加左升药，如果腹泻次数超过10次/天，可适当加涩肠止泻的药物。急则治其标而不损本，缓则治其本而去根。

【中成药】附子理中丸、参苓白术散。

【针刺】左侧三阴交补法。

9. 肠系膜淋巴结炎

【症状表现】主要见于7岁以下小儿，好发于冬春季节。有腹痛、发热、恶心、呕吐、腹泻或便秘等症状。

【金氏医理】很多小孩突然肚子痛，然后不一会儿又好了，西医做B超说是肠系膜淋巴结炎。其实就是我们说的，肾水寒引起脾土湿，脾土湿导致肝木没法破土而出，升不上去就横逆于小腹引起腹痛。如果孩子不能吃中药，吃附子理中丸加上艾灸也可以。如果热比较重，可以先去掉附子，加上点儿黄连，两三天后症状好一些了就撤掉黄连，用回附子。

【调理方向】基础方加减加强左升，补脾健运，小孩注意按照年龄和身高、体重使用相应的剂量。

【中成药】附子理中丸。

【针刺】左侧三阴交补法或用升贴贴三阴交穴。

10. 胰腺炎

【症状表现】胰腺炎的症状因人而异，典型症状包括急性腹痛、恶心和呕吐、发热，及可能发生的急性多器官功能障碍及衰竭的相关症状，如低血压及休克、呼吸困难、少尿或无尿、上消化道出血、猝死等。慢性胰腺炎以慢性反复性腹痛为主要症状。

【金氏医理】胰腺炎是胃降得不好。晚上暴饮暴食时，容易出现及诱发急性胰腺炎。胰腺和胃有密切的关系，胰腺又位于上半身，上半身往下降的时候，要通过胃。胃是人体最大的降机，无论是急性胰腺炎还是慢性胰腺炎，一定与胃降得不好有关。治疗的时候，如果有肝胆郁热的现象可以用胆囊炎的方加减，没有的话就要以降胃为主，同时祛寒湿、调升降，做到治标不损本。

【调理方向】基础方加强右降，如果有肝胆郁热的表现可以用胆囊炎的方。
【中成药】附子理中丸。
【针刺】右侧足三里泻法。

11. 便秘

【症状表现】每周排便次数小于三次，粪便干硬、排便困难。
【金氏医理】有便秘问题的人非常多，其实便秘分两种：

第一种是大便干结，像羊屎球一样，这是因为肾水寒引起脾土湿，脾土湿导致胃土不降。胃降得不好，吃饭后食物在胃里一会挤出来一点儿滚下去到大肠，就这样一会一个，就像炸丸子一样，然后它们在大肠就变成一个个圆圆的羊屎球。然后胃不降堵住了肺金的去路，肺和大肠相表里，这个时候肺上的水液降不到大肠，于是大肠就变得干燥，那个丸子到大肠就更干了，所以拉出的屎就是羊屎球的状态。这时候如果用寒凉的药越泻下越寒湿，当时吃了有效，但是越用身体越不好。治法应为温肾阳、补脾阳、降肺胃，肺金降则金生水，大肠才不干燥，胃正常下降后，饭吃下去后一坨下去就到肠了，就不会出现羊屎球。

第二种便秘的现象是大便难排，黏马桶，这也是肾水寒、脾土湿，肾水寒导致肝木弱，柔弱的肝木想升上去，但是脾土板结硬挡住了它的升路，所以它升不上来，于是就瘀滞下陷，下陷到下边郁而化热变成湿热，湿热下陷堵住肛门就出现了上述大便的现象。

羊屎球样的大便是降得不好，而黏马桶的大便是升不上去下陷导致的。大便干是右降得不好，大便黏马桶是左升得不好。所以祛寒湿、调升降后，便秘就好了。

【调理方向】严重便秘者可以加用大黄 9g，大便通畅后停用。

【中成药】麻子仁丸、当归芦荟丸。

【针刺】双曲池、双天枢、双足三里。双手一起提插平补平泻刺激 15 次，间隔 15 分钟后行针 1 次，一般行针 2~5 次即可有便意。

12. 痔疮

【症状表现】痔疮早期可能没有症状，病情程度的不同，会出现不同的症状，如出血、肛周瘙痒、疼痛和脱垂。

【金氏医理】痔疮的发病部位位于直肠，直肠在肚脐以下，应该升。痔疮是寒湿升不上去下陷导致的。气的下陷就会造成痔疮、脱肛，肝气郁而化火下陷就会造成痔疮血热出血，热而化风就会引起肛门湿疹，肛周脓肿。痔疮是因为寒湿导致该升的升不上去下陷出现的。

【调理方向】基础方加强左升。

【中成药】金匮肾气丸。

【针刺】左侧三阴交补法。

【艾灸】关元、肾俞、脾俞。

二、肝胆系统疾病

1. 肝火旺

【症状表现】脾气急，爱发火，性情急躁易怒，眼球突出，手指颤抖，面部烘热等。

【金氏医理】现在人的脾气都很急躁，这是因为肾水寒导致脾土湿，脾土湿导致脾土板结硬，肾水寒也导致肾水生肝木的力量弱，柔弱的肝木没法通过板结硬的脾土就出现了瘀滞，这叫气滞、肝气郁结，瘀滞时间久了就郁而化火变成肝火，有了肝火，人就变得急躁易怒。病根是寒湿，所以不能用龙胆泻肝汤，龙胆泻肝汤中有很多寒凉的药，治标损本。女性性情急躁、疲乏无力、腰痛、失眠多梦等症状皆因肝气瘀滞化火引起的。治疗方法是补肾阳、脾阳、肝阳，让左升顺畅，肝火过旺的症状自然会消失。如果水寒、土湿，水生木的动力就小，木生火一定要通过脾土，土湿板结硬导致木升不上去而瘀滞在这里，引起木克土，就会出现腹胀等消化系统的症状。

【调理方向】基础方加强左升，补肾阳、升肝阳、温脾阳。

【中成药】金匮肾气丸。

【针刺】左侧三阴交补法。

2. 肝炎、肝硬化、肝癌

【症状表现】肝炎患者表现为右上腹胀痛或不适，恶心，厌油腻，食后胀满或有黄疸，口干，大便或干或溏，小便黄，或有低烧，头昏耳鸣，面色萎黄无华等。如果是肝硬化患者，除有肝炎的临床表现之外，还有腹水，腹壁血管突出，周身水肿，尿少，肝掌，蜘蛛痣，严重者还可能有大出血。肝癌患者会出现体重急剧下降、腹水和腹壁静脉曲张等情况。

【金氏医理】寒湿是万病之源，肾水寒导致脾土湿，脾土湿导致脾土板结硬，肾水寒也会导致水生木的动力弱，柔弱的肝木要想去生火必须通过这个板结硬的土，现在肝木穿不过去了。木没能力突破板结硬的土，就会出现瘀滞，这叫肝气郁结，肝气郁结久了就郁而化火变成肝火，肝火煎煮着肝阴肝血，时间久了肝阴肝血就变少了，就出现了肝阴亏虚。肝阴亏虚了就没法藏住肝阳，这时候就出现了肝阳上亢，肝阳上亢会导致头晕、头胀、头疼，如果继续发展，由气病发展成血病，会引起气滞血瘀，所以就出现了全身瘀血、舌下脉络怒张，这时候就会出现肝硬化，动脉的血管压力增高。

而另一条路：肾水寒导致脾土湿，脾土湿导致胃不降，胃降不顺畅就会引起胆不降，胆降不下来就郁而化成胆火，胆火降不下来上逆会引起口干口苦，以及胆囊炎、胆结石。胃降不下来还会引起一系列肺气不降的症状。

胃是人体最大的降机，胃降不下来，整个右降的通道就会出现淤堵，导致心火、胆火降不下来上逆而扰了神志，出现心情急躁易怒等情况。上边的火大，下边的寒大，这个时候中焦就淤堵，上面的君火和相火不能降下去，降不下去就没办法温暖下焦，这个时候下焦水液泛滥，水液积聚在肚子里叫肝腹水，肝腹水的表现先是下肢水肿，再是全身水肿。

由于下焦有寒和湿，那些糖、脂肪、酶就会不正常，这叫阴成形。上热下寒，中焦瘀滞，气机升降不顺畅，寒湿停聚体内，逐渐就会引起水湿停聚、痰饮湿邪，产生囊肿、结节，甚至诱发癌症。

治病的关键是得把胃降下去，胃降下去后，胆就可以降下去了，肺气也就可以往下降，心火也能够往下降。中焦气机升降的枢纽通畅了，上面的火下降到了肾水里面就能化成肾阳。因为肾是一身水火之宅，心火等上焦火热下降到肾水里面就能起到温煦肾阳的作用，肾阳充足了，肾水就不寒了，那肾水生木的动力就强了，动力强了之后，肝木穿过脾土就有力气，就能使左升正常循行。如此一来，中焦通畅了，左升右降的气机通道也畅通无阻了，这些所谓的肝火、肝阳上亢、肝阴亏虚以及气滞血瘀引起的蜘蛛痣、高压引起的肝硬化都会慢慢恢复。

所以说，只要把左升右降恢复了，病就消除了。那有人会问：乙肝病毒呢？该怎么处理？身体内外有十几万种病毒，而人为什么不得病？这是因为"正气内存，邪不可干"，得病是因为"邪之所凑，其气必虚"。当体内有寒湿的时候，它们就会大量繁衍。当体内阴阳平衡的时候，抵抗力也就比较强，细菌、病毒无法大量繁衍，当阴阳失调的时候，免疫力降低，身体内部环境适合它们大量繁衍，体内就会出现大量的病毒。这时候只要你盯着乙肝病毒去治，必然会引起恶性循环，因为你不明医理。

【调理方向】基础方加强左升，肝炎有明显郁热者，可适当加入养肝阴、肝血之药；肝癌明显水肿者，可加利水利湿之品，另外适当加入消痞散结、活血化瘀之药；出血倾向明显者可以加止血药。

【中成药】金匮肾气丸。

【针刺】左侧三阴交补法。

3. 近视眼、白内障

【症状表现】看远处的时候视物是模糊的，看近处的东西能看清楚。

【金氏医理】中医认为肝开窍于目，眼的问题基本上都与肝有关。目受血而能视，只要身体长的东西都需要精血滋养，包括头发、指甲。为什么现在患近视的人这么多？小学生就达到了百分之六十，大部分人觉得是看电视、手机看多了。我认为不全是，最根本的原因还是体内寒湿太重了，最后导致眼睛得不到精血的供养。

寒湿是万病之源，现在的孩子从出生开始就接触空调、疫苗、冷食品、输液、清热解毒的药，各种经历都在损伤阳气。肾水的寒会引起脾土的湿，脾土的湿会引起脾土板结硬，肾水寒还会引起水生木的动力弱，柔弱的肝木更没能力突破板结硬的土，于是肝木就升不上去，然后在那里瘀滞了，也就是气滞，肝气郁结。所以你会看到现在的孩子心情烦闷，压力大，就容易患抑郁症，容易想不开。

肝郁就容易心情抑郁，如果失治、误治、不治，时间久了就郁而化火变成肝火，这个阶段性格会变得急躁易怒。肝火继续烧的话就煎煮肝阴肝血，这时候肝阴肝血就会减少，肝阴肝血变少，并且还堵着，能供养眼睛的血就更少了。供养眼睛的血少了那眼睛就没办法发挥正常的功能，就表现为视物不清，这就是近视。

如果肝阴亏虚后郁而化风，风上去了就痒，这时候肝阴藏不住肝阳，就出现了肝阳上亢，于是眼干、眼涩、眼痒。如果眼睛那里经常有郁热，这郁热就一直在那里烘烤眼球，就把眼球烘白了，透明度也变低了，这就是白内障。然后一些中医会给开杞菊地黄丸、明目地黄丸。这是不对的，这些药都很寒凉。祛寒湿、调升降才能根治这个病。

【调理方向】基础方加养肝明目之品。

【中成药】金匮肾气丸。

【针刺】左侧三阴交补法。

4. 帕金森病

【症状表现】运动性症状包含静止性震颤、肌强直、运动迟缓以及姿势平衡障碍。非运动性症状主要包括嗅觉障碍、睡眠障碍、自主神经功能障碍及精神、认知障碍等。

【金氏医理】身体一直抖,并且心慌、急躁易怒。寒湿乃万病之源,肾水寒导致脾土湿,脾土湿导致脾土板结硬,肾水寒还导致肝木升发能力弱,柔弱的肝木穿不过板结硬的土,穿不过去就会出现肝郁,肝郁时间久了就郁而化火变成肝火,肝火继续煎煮肝阴肝血,导致肝阴肝血越来越少,肝阴肝血少了还能养筋吗?筋缺了血液的濡养就出现了手抖,加上阴亏后郁而化风,风一吹抖得更严重。肝阴藏不住肝阳导致肝阳上亢,肝阳上亢后火就上眼睛了,导致眼压变高,于是眼睛就总是死死地瞪着,直勾勾的感觉。肝阳上亢可以引起高血压,所以就会出现头晕的现象,上边的火降不下来就上逆,这火扰了心,就会出现心慌、心悸,扰了神就失眠多梦。治疗就是在基础方上加养肝阴的药。

【调理方向】基础方加养肝阴肝血之药。

【中成药】金匮肾气丸。

【针刺】万能针法。

5. 胆囊炎、胆结石

【症状表现】右上腹部疼痛,可能伴有恶心、呕吐、厌食和便秘等症状。

【金氏医理】胆囊在肚脐以上,胆以降为顺,由于胃堵住了降不下来导致胆气也降不下来,胆火降不下来上逆就出现了口干、口苦(这里需注意的是:白天口苦是胃降得不好,晚上口苦是胆降得不好),胆火到了胆囊就使其产生炎症。由于胆汁存在胆囊里,然后上逆的胆火长时间煎煮胆汁,导致胆汁变得黏稠,最后变成胆结石。

治胆结石需要降胃降胆,治脾土湿、肾水寒。可以用柴胡、黄芩、郁金、白芍,但是中病即止。刚开始很严重的时候可以用 6g 黄芩，等 3 天症状好些后，把 6g 黄芩换成 12g 郁金，等再吃几剂症状又变轻后，只用柴胡、白芍就可以了。针灸可以配合扎右侧的阳陵泉，还有足三里。

慢性胆囊炎为什么久治不愈、反复发作呢？因为大家都在治其标而损其本。正常人体的气机运行是左升右降，循环无端，寒湿是万病之源。寒湿导致胃不降。胃是最大的降机，胃以降为顺。胃不降会造成胆不降，胆不降进而胆火上逆，就引起口干、口苦、胆囊区胀痛等胆囊炎的症状。

西医看到的是炎症，中医看到的是胆火。西医会用抗生素，中医就清热利胆。所以无论是用抗生素还是用清热利胆的中药，都在加重寒湿，造成病久治不愈、反复发作。正确的做法是：急则治其标而不损本，利胆、降胆、降胃；缓则治其本，补脾、补肾以除根。

【调理方向】基础方加利湿、化湿之品。

【中成药】小柴胡颗粒，附子理中丸。

【针刺】右侧足三里泻法、右侧阳陵泉泻法。

三、心脑血管系统疾病

1. 冠心病

【症状表现】胸闷，气短，动则喘，心慌，心悸。

【金氏医理】心脏的问题都是因为降得不好引起的，冠心病有两种情况，一种是器质性狭窄，需要放支架；另一种是功能性的，检查没问题，患者胸闷、气短、动则喘、心慌、心悸，然后做心电图又没问题。所以心悸、胸闷、气短真的是心脏病吗？临床上经常碰到心悸、胸闷、气短的患者吃了好多治疗心脏病的药都没有效果，反而是调理脾胃后症状消失。有没有想过为什么会这样？这就是因为人体的气机运行是左升右降、循环无端的。

胃是人体最大的降机，胃不降则心和肺都降不下来，心不降时心火就会引起心跳异常出现心悸；肺不降时肺气上逆就会出现胸闷、气短，动则加重。胃不降会导致心火不降，同时也会导致肺气不降，这时候火在上边烧，下不去，气在胸中堵着下不去，所以就出现了心慌、心悸、胸闷气短、动则喘。整个上半身堵着降不下去，于是上半身胀闷、不舒服。治疗的时候帮助身体把气机降下去就可以了。这个病的原因是胃不降，胃不降是因为脾土湿，脾土湿是因为肾水寒。所以降心火、降肺气、降胃都是治标，温肾阳、补脾阳才是治本。

【调理方向】基础方加强右降，适当加入宽胸散结消痞之品。

【注意】吃药后有些人会觉得浑身无力，是气血通了后暂时气血不足造成的，可以适当调节一下方子，稍加补养气血的药物，如当归、党参、黄芪等。

【中成药】附子理中丸。

【针刺】右侧足三里泻法。

2. 胸闷气短

【症状表现】心脏病或慢性肺疾病引起的呼吸不畅、动则气喘等。

【金氏医理】肺主气，如果肺气降不下去就会瘀滞在胸中导致胸闷气短、动则喘，肺不降是因为胃堵住了它下降的去路。如果肺、胃堵住了，就相当于整个上半身都堵住了。胃不降是因为脾土湿，脾土湿是因为肾水寒。由于肺降不下来，所以火也降不下来，这个时候火上逆就会引起胸闷气短、动则而喘。如果胸闷气短、动则喘，再加上心脏出现心慌、心悸等，患者会觉得得了心脏病，这其实是因为心、肺、胃不降导致的，所以治疗方法就是降心、肺、胃。它们降下来后，那一大堆症状也就消失了，祛寒湿、调升降就能标本兼治。

【调理方向】基础方加强右降，适当加入振奋胸阳之品。

【注意】如果寒湿较重可以不用白芍。

【中成药】附子理中丸。

【针刺】右侧足三里泻法。

3. 水肿

【症状表现】轻度水肿：仅见于眼睑、眶下软组织，胫骨前、踝部的皮下组织，指压后可见组织轻度凹陷，体重可增加 5% 左右。中度水肿：全身疏松组织均有可见性水肿，指压后可出现明显的或较深的组织凹陷，平复缓慢。重度水肿：全身组织严重水肿，身体低垂部皮肤张紧发亮，甚至有液体渗出，有时可伴有胸腔、腹腔、鞘膜腔积液。

【金氏医理】水液、津液的循行路线和气血的循行路线是一致的。由于心火降不下去，上边的火就没法进入肾水。心火降不下去是被胃堵住了，脾土湿、肾水寒。肾主水液，由于肾水升上不去，下边就水肿了。根源还是在寒湿盛、肾水寒、脾土湿上面，中焦升降枢纽板结硬，升降不顺畅，并且这个时候阳气虚得很明显，阳虚水液泛溢，要在祛寒湿、调升降的同时加大温阳的力度，利湿利水。水肿严重的应先治其标，重用利水而不伤阳之品。

【调理方向】基础方加利湿、利水、利尿等药物。

【中成药】附子理中丸，金匮肾气丸。

【针刺】左侧三阴交补法，右侧足三里泻法。

4. 头痛、头晕

【症状表现】头痛的程度有轻有重，疼痛的时间有长有短。疼痛的形式多种多样，常见胀痛、闷痛、撕裂样痛、电击样疼痛、针刺样痛，部分伴有血管搏动感及头部紧箍感，以及恶心、呕吐、头晕等症状。

【金氏医理】有两种头痛，一种是肝阳上亢引起的头痛，这种头痛是由于寒湿造成的肝郁肝火，造成了肝阴亏虚，肝阴亏虚引起肝阴不制肝阳，进而肝阳上亢，这种头痛是头晕、头胀。还有一种头痛是寒湿导致胃不降，胃不降导致上面的"浊阴占阳位"、火上逆也会引起头痛。所以头痛有两个原因，一是升得不好——肝阳上亢。二是降得不好——浊阴占阳位、火上逆引起的头痛。所以根据是升得不好，还是降得不好，采用祛寒湿、调升降的方法就可以了。头晕的原理和头痛是一致的。

【调理方向】基础方加强右降，精血不足者可加补养精血之品。

【中成药】附子理中丸，金匮肾气丸。

【针刺】左侧三阴交补法，右侧足三里泻法。

5. 脑梗、偏瘫

【症状表现】头痛、头昏、头晕、眩晕、恶心、呕吐、运动性和（或）感觉性失语甚至昏迷，饮水呛咳和吞咽困难，肢体偏瘫或轻度偏瘫、偏身感觉减退、步态不稳、肢体无力、大小便失禁等。

【金氏医理】肾水寒导致肾水生肝木的动力弱，柔弱的肝木要想升上去，心火必须穿过中间的土，现在由于土湿板结硬，肝木的力量也弱，双重原因导致肝木没有能力破土，就瘀滞在了那里，这种瘀滞也叫气滞、肝气郁结。气滞时间久了就会郁而化火变成肝火，肝火聚集在那里久了就会煎煮肝阴肝血，造成肝阴肝血亏虚、血液黏稠，黏稠的血液沉积在血管壁上就造成了血管的狭窄、硬化。气滞、血瘀还会造成全身瘀血，全身瘀血会造成舌下脉络的怒张，黏稠的血液逐渐会形成栓子，这些栓子随着血液的流动，走到脑部堵住脑血管就出现了脑梗、偏瘫。在心脏堵住了血管就会引起心肌梗死。所以脑梗的病根还是在寒湿。治疗方法还是祛寒湿、调升降。

【调理方向】基础方加强补气、活血、通络、升阳之品。

【中成药】金匮肾气丸。
【针刺】万能针法。

6. 老年痴呆

【症状表现】记忆减退、性格改变,有的伴有精神症状,如幻觉、妄想、抑郁、焦虑、激越、睡眠紊乱等。

【金氏医理】老年痴呆的主要症状是记忆障碍和精神失常,初期症状是拿着手机找手机,表现是记不住事,甚至随地大小便。老年痴呆是心、肾两方面的问题。记由肾主,现在的事记不住是肾精亏虚引起的。忆由心所主,以前的事回想不起来是心出现了问题。肾主精,精聚为髓,髓聚为脑。肾精亏虚后记忆功能就出现了问题。治疗思路就是水火既济,交通水火,并且补肾精。具体方法还是祛寒湿、调升降,加上填补肾精。

【调理方向】基础方加补肾填精之品。
【中成药】金匮肾气丸。
【针刺】万能针法。

7. 失眠

【症状表现】入睡困难(入睡时间超过30分钟),睡眠质量下降(睡眠维持障碍,整夜觉醒次数≥2次、早醒、多梦等),睡眠时间减少(总睡眠时间减少,通常少于6小时),以及记忆力、注意力下降等。

【金氏医理】阳入阴则睡,阳出阴则醒。如果心火能顺利降到肾水里,也就是阳能顺利降到水里面,这就是阳入阴,阳入阴后人就睡着了。醒来的一瞬间就是阳出阴了。所以失眠分为入睡困难型和早醒型两种失眠。

入睡困难是阳气很难顺利降到阴里,阳不入阴,这是因为胃不降,水火沟通的必经之路需经过中焦的脾胃。现在胃堵了,导致心火也降不下去,也就是阳入不了阴,所以就睡不着觉。所以《黄帝内经》说"胃不和则卧不安"就是这个原因。胃气降不下去就会郁而化热,也就是胃热,胃有两条经络,一条通心一条通脑,所以这时候更加睡不好。比如吃饭比较晚就不容易睡着，等胃慢慢降下去了就睡着了。胃不降是因为脾土湿，脾土湿是因为肾水寒。

早醒是因为阳出阴了，阳出阴是因为阴亏，阴虚后阴藏不住阳，阳就出来了。比如凌晨1点到3点容易醒是因为肝阴亏虚，肝郁化火引起血稠、血黏、血热，进而引起肝阴亏虚，阴亏后肝阳外出，阴不制阳，人就醒了。凌晨3点到5点容易醒是肺阴亏虚，胃堵导致肺不降，进而郁而化火耗肺阴导致肺阴亏虚，肺阴亏虚进而肺阴不治肺阳，肺阳外出，人就醒了。火的根在水里面叫肾阳，水的根在火里面叫心阴，早上左升人醒，晚上右降人眠，失眠嗜睡都与左升右降不好有关。

那么还有一类人，睡觉的时候梦很多是什么原因呢？阳入阴则睡，做梦是肉体睡了而神没睡。你做的梦和你的身体状况有关系，做梦飞是降不下来上逆，梦到高处掉下来是升不上去下陷。做梦失火是心火过旺，做梦掉水里是肾水寒。所以梦境能反映你的身体状态。有一个孩子每天早起就生气，并且经常抖腿。早上是阳气升发的时候，当你体内寒湿瘀滞，木升不上来就会产生肝气不舒，肝气不舒就生气。抖腿是动则生阳，因为体内寒湿，肝郁，身体通过让腿抖动来产生阳气。治疗方法还是祛寒湿、调升降。

【调理方向】基础方加养心安神之品。

【中成药】天王补心丹、交泰丸等。

【针刺】右侧足三里泻法。

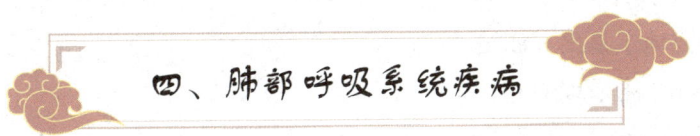

四、肺部呼吸系统疾病

1. 感冒

【症状表现】主要表现为打喷嚏、鼻塞、流清水样鼻涕，也可表现为咳嗽、咽干、咽痒、咽痛或灼热感，鼻涕变稠，常伴咽痛、流泪、味觉减退、呼吸不畅、声嘶等，发热，或仅有低热、不适、轻度畏寒、头痛。

【金氏医理】感冒后，往不往里面传变关键在中土，如果中气十足那么病就在表、在太阳，这时候一汗而愈，只要不入里、不入脏腑就好处理。但如果输液或用寒药，寒就入里了，病也就入里了。感冒怕中气虚，因为中气虚的话打仗就没后备力量，所以一定要补充好中气，这样后备军才可以源源不断。饮食上要做的是固护好中气，应吃清淡，不吃生冷，不吃难消化的食物。

【调理方向】基础方加减，以通调出入为主。

【艾灸】发热可以艾灸大椎、曲池、足三里，咽痛、咳嗽等可以在少商、商阳穴放血。

2. 长期发热

【症状表现】发热持续2周以上。

【金氏医理】发热是病在表、在营卫，长期发热是因为中气供应差，后续部队、弹药供应不上导致持续发热。并且现在大部分孩子经常输液导致寒湿重，胃不降且其他脏腑也不降，导致上面的火下不来，就出现了持续发热。治疗方法是固护中气，保护元气，在这个基础上表解可愈。你不要老盯着治表、治营卫，一定要考虑到治本，本就是中气。如果患者同时有外感就加上解表的药。

还有一种是只在固定的时间发热，这是对应的脏腑主令的时候出问题了。可以在他发病之前半个小时或者一个小时，在发热时当令经络的输穴扎上针。比如他每天上午9点到11点开始发热，9点到11点属于脾经的主令时间，你就在上午8点或者8点半的时候扎双侧太白穴，扎几天就好了，有固定发热时间的就按这个方法。

【调理方向】基础方加减。
【中成药】附子理中丸。
【针刺】右侧足三里泻法。
【艾灸】大椎、曲池、足三里、中脘。

3. 咳嗽、哮喘

【症状表现】咳嗽、咳痰，甚至气喘、动则喘息、呼吸不畅等。

【金氏医理】五脏六腑都会让人咳嗽，咳嗽都离不开肺，肺为贮痰之器，脾为生痰之源，肾为生痰之根。正常情况下肺气是降的，如果肺往下降的路被胃堵住了，肺气就会上逆，上逆到鼻会引起打喷嚏，上逆到气管会引起咳嗽。

由于气降不下去，水液也降不下去，降不下去的水液就停在肺里变成痰饮，当气体在痰饮中穿过时就出现了哮鸣声、喘声，这就是哮喘。肺气不降是因为胃不降，胃不降是因为脾土湿，脾土湿是因为肾水寒。

所以无论是慢性肺心病、肺气肿、慢性支气管炎、哮喘、慢性咳嗽，它们的病根都是寒湿，需要温肾阳、补脾阳、降肺、降胃，降肺、降胃治其标，补脾、补肾治其本。

为什么慢性支气管炎久治不愈、反复发作呢？因为大家都在治肺治胃，也就是在治标，没有去治脾、治肾这个根本。病在肺，是肺气不降而上逆引起咳痰、喘。为什么肺不降呢？因为胃不降。胃为什么不降呢？是因为脾湿。脾为什么湿呢？是因为肾阳虚。在急性发作期时，我们应治肺、治胃来缓解症状，平稳期时我们应治脾、治肾以治本，这样才能取得满意的疗效。

【调理方向】基础方加强右降。
【中成药】附子理中丸。
【针刺】右侧足三里泻法。

4. 肺癌

【症状表现】咳嗽、痰中带血或咯血、喘鸣、胸痛、声嘶、发热等。

【金氏医理】癌症、肿瘤、结节、囊肿都是阴成形，体内寒湿很重，加上升降不顺畅，就会加重寒湿在体内的淤堵，时间久了就会引起阴成形。肺主肃降，如果能够降下去，肺为水上之源，胃不降后堵住了肺的降路，肺的水液降不下去就会在肺里存着。西医的办法就会变成纤维化，如果有血脉供应就会变成肺癌。肺不降是因为胃不降，胃不降是因为脾湿，脾湿是因为肾水寒，所以降肺、降胃治其标，补脾、补肾治其本。

【调理方向】基础方加强右降，肺癌必用冬虫夏草以养肺健脾。

【中成药】附子理中丸。

【针刺】右侧足三里泻法。

5. 肺结节

【症状表现】早期一般没有症状，检查的时候可能发现结节影，有的人也会有咳嗽、咳痰等症状，因人而异。

【金氏医理】肺主肃降，肺为水上之源，如果肺能够正常降下去就不会有肺结节，新冠肺炎疫情后很多人得肺结节，因为新冠肺炎疫情是寒湿疫，中国人的体质本就肾水寒、脾土湿，短板明显。新冠肺炎疫情让国人寒上加寒、湿上加湿，所以导致了肺结节。肺主肃降，肺结节是因为肺降得不好。由于肺降得不好，气、血、津液就在肺内淤结，瘀滞时间久了，原来清的津液变浊，然后变稠，然后变硬，最后就变成了肺结节。如果结节有血脉供应还会变成肺癌，肺不降是因为胃不降，胃不降是因为脾湿，脾湿是因为肾水寒，所以降肺、降胃治其标，补脾、补肾治其本。

有的人每天大量吐痰还便秘，拉屎像羊屎球一样，这是因为肺降不下来，肺里的水液降不下来就变成痰饮，所以就大量吐痰，由于金气降不下来，金就不能生水，大肠就变得干燥，所以就出现了干燥的羊屎球，这是右降得不好导致的。

【调理方向】基础方加消痰散结之品。

【中成药】附子理中丸。

【针刺】右侧足三里泻法。

6. 咳血

【症状表现】咳嗽而出血，痰少血多，或大量咯吐鲜血。

【金氏医理】咳血是在咳嗽的基础上伤了脉络血管，在咳嗽、有痰的基础上又出了血，是肺胃不降导致郁而化热，化的热把血管给伤了。这个热是郁而化热引起的，主要还是因为升降不通畅，升不上去降不下来，导致瘀而化火，灼伤血络引起的。治疗的方法还是在祛寒湿、调升降的基础上稍加清热凉血、养阴止血的药物。

【调理方向】基础方加强右降。

【中成药】附子理中丸。

【针刺】右侧足三里泻法。

7. 频发喷嚏

【症状表现】阵发性喷嚏、清水样涕、鼻痒和鼻塞。

【金氏医理】有个案例是患者每天早上起来打很多喷嚏，每天早上打500个喷嚏就好了。他的舌头胖大，一派寒湿。让其吃一个星期附子理中丸就好了。正常人体的气体通道有左升右降的通道，还有皮肤、毛孔、鼻子这些出入的通道。

为什么这个人早上会打喷嚏呢？因为早上阳气比较弱，他全身的毛孔是闭上的，脾生血藏在肝木，胃生气藏于肺金，气血在经络、脏腑中叫气血，在表皮叫营卫。早上起来比较冷，毛孔就处于收缩的状态，营卫就出现了瘀滞。营卫瘀滞直接影响脾和胃，脾胃受寒后升降就变得不顺畅，导致左右通道堵了，三个通道中的升降通道堵了，毛孔这个通道关闭也变堵了，只剩下鼻子这个门，所以大量气体就拥堵在这道门，身体知道用什么方法可以把气快速排出去，就是加压把气冲出去，也就是打喷嚏。

为什么打喷嚏一阵子后就不打了？因为外界温度上升，身体的阳也升上去了，就不需要打喷嚏了。艾灸也可以，艾灸补肾阳，艾灸肾俞穴或者太溪穴，补脾阳用脾俞穴或者太白穴，补小肠之火用关元穴。关元穴里面关的是元气，同时它还跟肝脾肾三条经络相通，再加上它本身是小肠的募穴。小肠、肝、脾、肾都补上去后，左升好了，根就去了。也可以用艾叶、肉桂、干姜等泡脚，也可以用三阴交补法，能帮助身体提升阳气的方法都可以。

【调理方向】基础方加强降肺，同时温肾阳。
【中成药】附子理中丸。
【艾灸】关元、肾俞（太溪）、脾俞（太白）。
【针刺】右侧足三里泻法。

8. 鼻炎

【症状表现】鼻痒、阵发性喷嚏、清水样鼻涕和鼻塞等，而且症状可有季节性或者全年不定期发作。在一些情况下，例如接触过敏原后，患者可能还会出现眼痒、流泪、眼睛红肿和灼热感等眼部症状，以及喉痒、胸闷、咳嗽、哮喘发作等呼吸道症状。

【金氏医理】肺开窍于鼻，当肺能降下去的时候鼻子会非常通透，如果肺降不下去会出现肺气上逆，这就是喷嚏，肺的津液降不下来，到了鼻子就是鼻涕。

现在患鼻炎的人很多，治鼻炎的方和药也很多，但是大部分治疗效果都不好，因为他们都在盯着鼻子走，只是局部疏通，治标损本。

如果孩子长期患有鼻炎的话，记忆力也会下降，因为鼻子在督脉上，督脉为阳脉之海，当这里出现了问题，说明体内阳气虚。肺主降，肺气不降是因为胃堵住了它的降路，胃不降是因为脾土湿，脾土湿是因为肾水寒。肾藏精，精聚为髓，髓聚为脑，所以肾虚的时候脑髓也少，因此鼻炎会影响记忆力。记忆力靠的是肾精、脑髓。

治鼻炎的思路是：降肺、降胃治的是标，补脾、补肾治的是本。

鼻息肉是怎么回事呢？

只要不该有的却有了都是阴成形，治疗方法就是阳化气：补肾阳、补脾阳、补小肠之火。阳气足了，息肉自然就没了。

【调理方向】基础方加补脾、补肾。
【中成药】附子理中丸。
【针刺】右侧足三里泻法。
【艾灸】曲池、太渊、足三里。

9. 呼吸暂停综合征

【症状表现】白天嗜睡、头晕乏力、头痛等，夜间以打鼾、鼾声不规律为主，有呼吸暂停，响亮的鼾声突然中断，患者强力呼吸但不起作用，完全呼吸不了，几秒甚至几十秒后患者醒来，大声喘息，气道被迫开放，然后继续呼吸。

【金氏医理】呼吸暂停综合征主要是因为气道堵塞，气道不通或气道狭窄引起的打鼾。这与有风吹来的时候，没有关紧的窗户会发出嘶嘶的声音，是一个道理。

另外，大家有没有见过唢呐？唢呐的工作原理就是与嘴相连的那一端非常细小，然后逐渐变大，管身越细，唢呐的声音越高。同样的原理，呼吸暂停综合征主要就是因为气道狭窄引起的。那么气道为什么会狭窄呢？主要还是由肺气不降引起的，肺气不降加上寒湿重，阴成形，堵住气道就会出现鼾声、喘憋等情况。治疗的方法就是祛寒湿、调升降，加上降肺、降胃。

【调理方向】基础方加强阳化气的力量。
【中成药】附子理中丸。
【针刺】右侧足三里泻法。

10. 鼻出血

【症状表现】出血多为单侧，少数情况下可出现双侧鼻出血；出血量多少不一，轻者仅为涕中带血。

【金氏医理】肺开窍于鼻，正常情况下肺是往下降的，肺不降就会郁而化热成火，当这个火上逆到了鼻腔，把鼻腔的血管烧破了就是鼻出血。鼻子就像你烧饭的烟囱，下边的肺一个劲烧火，烟囱是不是就会很烫呢？可以使用右侧足三里泻法，因为肺不降是因为胃不降，把胃降了就没事了。

脑出血与鼻子出血的原理一样，是火在上面烧降不下来导致的，再比如早上容易红脸的人也是因为火降不下来，这类人喝酒容易脑出血，治疗也可以扎足三里。

脑出血如果在急性发作期的时候能送医院就送医院了，如果在医院第二次出血，做CT是5毫升，两天后再做就变成了20毫升。这个出血的道理和鼻出血的道理一样，都是火降不下来导致脑部血管破裂了。

胃是最大的降机，这时候针刺足三里用泻法，脑出血就止住了。你喝酒的时候可以先观察人的脸,如果这个人的脸早上起床就像喝过酒的关羽一样,不要跟他喝酒,因为他的火降不下来,很多人喝酒脸红也是这个原因,降不下来就有可能出现脑出血。早上起来扎三阴交、晚上扎足三里是很好的养生办法。

【调理方向】基础方加强右降,出血量大的急则治标,加用止血之品。

【针刺】右侧足三里泻法。

11. 慢性咽炎

【症状表现】咽部不适感、异物感、咽部分泌物不易咯出、咽部痒感、烧灼感、干燥感或刺激感,还可有微痛感。夜间张口呼吸,常在晨起时出现刺激性咳嗽及恶心。类似中医说的梅核气,咽中有异物,咳之不出,咽之不下。

【金氏医理】很多人得咽炎会吃咽炎含片这类药,都是些寒凉的清热解毒、清热利咽的药,然后久治不愈。因为你治的是标,损的是本。当肺气不降的时候,感觉咽喉这个位置有个气一直顶着。所以身体想把这个气放出来,于是你就清嗓子,你一清嗓子就是减压,就会舒服一些。气堵在那里,水液也堵在那里,水液降不下来就变成了痰饮,所以就出现了痰。

不管是因为肺不降还是因为胃不降,都是因为降得不好。胃是最大的降机,胃不降是因为脾湿,脾湿是因为肾寒,病根在这里呢!所以你降胃、降肺治的是标,补脾、补肾治的是本,用清热解毒、清热利咽的那些药治标损本。我们分清了标和本以后要去治本。治本可以除根。真正的治病是越治症状越消,身体越好。

如果一个方子吃了以后,刚开始吃有效,再吃就没效了,继续吃病症又变多了,身体的抵抗力、免疫力、正气越来越差,这就说明你在治标损本。一定要明白这个原则。

【调理方向】基础方加强降气化痰之品。

【中成药】附子理中丸。

【针刺】右侧足三里泻法。

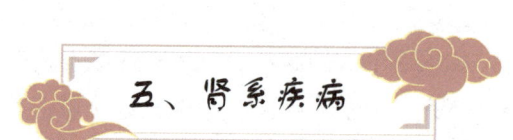

五、肾系疾病

1. 免疫力低下

【症状表现】经常感冒发热，体质很弱，稍不留意就会出现各种疾病，特别是外感疾病。只要有流行性的外感，这类人一定是第一批生病的。

【金氏医理】很多孩子以及大人有免疫力低下、身体弱的情况，主要还是因为营卫不固，肺气娇弱。其根本还是在中土脾胃上，因为气血生化之源在脾胃，脾土好不好在肾阳，一个是先天之本，一个是后天之本，先天能够滋养后天，后天反过来吸收水谷精微物质又能滋养先天。所以肾阳虚会导致脾阳虚，脾土湿，脾不升，胃不降，从而引起升降失常，中焦淤堵。胃不降则肺不降，升之中包含出，降之中包含入，升降出入出现问题，那么这个人抵御外邪侵袭的能力就会出现毛病，时间久了就会引起抵抗力弱，动则外感发热等。治疗思路就是温肾阳、补脾阳、祛寒湿、调升降。

【调理方向】基础方加强补脾、补肾、补养气血之品。

【中成药】附子理中丸，金匮肾气丸。

【针刺】左侧三阴交补法，右侧足三里泻法。

【艾灸】关元、肾俞、脾俞。

2. 肾病、尿毒症

【症状表现】患者可以无任何症状，或仅有乏力、腰酸、夜尿增多等轻度不适；少数患者可有食欲减退、贫血、口有尿骚味。尿毒症患者主要以胃肠道症状（如恶心、呕吐、腹泻等），血液系统象征（如贫血、出血倾向），皮肤干燥瘙痒等为主。

【金氏医理】肾病、尿毒症涉及肾。根据四大诊断体系，以及脏腑的升和降，肾应该是升的，肾如果升得不好，就会出现肾的疾病，尿毒症是肾升得不好，主要还是肾水寒，即肾阳虚，病根还是肾寒。如果有的病，病情很复杂，症状很多，升降都不好，还有很重的寒湿，让你理不清思路的时候，无从下手，想不到怎么治，你就祛寒湿、调升降，用基础方熬，来一样好一样。

【调理方向】基础方加利湿利水之品。
【中成药】金匮肾气丸。
【针刺】左侧三阴交补法。
【艾灸】关元、肾俞、脾俞。

3. 夜尿频、夜尿多

【症状表现】排除偶尔因为饮水过多导致的小便次数多外，夜间小便次数增加，在3次以上；或夜间尿量增加，超过全日尿量1/4的表现。

【金氏医理】特别是冬天时候，有的老人一夜去七八次卫生间，很容易影响睡眠。为什么好多老人到了冬天容易出现夜尿频多的现象呢？这是因为肾阳虚和小肠之火弱。正常情况下，肾水通过左升到了上面来滋养、控制心火，这样不让心火过旺。到了膀胱里的水液被小肠之火和肾阳再一次加热变成水蒸气被人体所利用。如果肾阳虚、小肠里的火弱，不能把膀胱里的水液再一次加热为人体所利用，就会出现夜尿频多的现象。

人喝的水并不是都跑到下焦尿出去了，其实真正要排出体外的水很少，这些水大部分被肾阳和小肠火继续加热，由凉水变热水，再由热水变成水蒸气以滋养五脏六腑、四肢百骸。由于有的人肾阳、小肠火弱、阳气虚，不能给水加热，所以水就没法蒸发上来，这水就只能当作废水被排出体外。

所以这时候应温肾阳、补脾阳、补小肠火、补肾，湿气大就帮助利湿。

【调理方向】基础方加强左升之品。
【中成药】金匮肾气丸。
【针刺】左侧三阴交补法。
【艾灸】关元、肾俞、脾俞。

4. 乳糜尿

【症状表现】尿液混浊如乳汁，或泔水、豆浆；轻度为间歇性，中度为间歇性或持续性，重度为持续性，有乳糜凝块，体重减轻。

【金氏医理】乳糜尿在中医中属于肾气不固的情况，肾气不能固涩，肝火下陷煎煮尿液，导致尿液出现异常，有的人表现为尿血，有的人表现为泡沫多，有的人表现为乳糜尿，都是因为肝火下陷、煎煮津液引起的，因为个人体质不同，而产生不同的病症。根本还是在寒湿盛、肾水寒、脾土湿且板结硬，引起肝气左升障碍，肝郁化火，肝火下陷，煎煮尿液。治疗还是要祛寒湿、调升降，同时补养肝阴肝血之品。这样既能解决表象的问题，也能从根本上祛除病根。

【调理方向】基础方加强养肝阴肝血之品。

【中成药】金匮肾气丸。

【针刺】左侧三阴交补法。

【艾灸】关元、肾俞、脾俞。

5. 耳鸣

【症状表现】表现为主观上感到的各种异常声音，这些声音可以是持续的或不规则的，对患者的生活和心理有不同程度的影响。临床症状包括蝉鸣声、嗡嗡声、咔嗒声、搏动声等，可能会伴有听力减退、耳胀闷、眩晕以及抑郁等精神症状。

【金氏医理】耳鸣分两种，一种是虚性耳鸣，这种耳鸣的感觉像蚊子叫，隐隐约约、若有若无。这种耳鸣是寒湿导致的左升不好，气血、精血对耳朵的供养不足，这是虚性耳鸣。还有一种耳鸣像蝉叫一样声音大且持续。这种耳鸣是寒湿造成胃不降，所以堵在上面的火降不下来，进而上逆导致耳鸣，这个耳鸣的声音比较大。不管是哪一种耳鸣，治疗方法都是祛寒湿、调升降。

【调理方向】基础方加减，左升不好加强左升，右降不好加强右降。

【中成药】金匮肾气丸。

【针刺】升降针法，升不好加强左升，左侧三阴交补法；降不好加强右降，右侧足三里泻法。

【艾灸】关元、肾俞、脾俞。

6. 生长发育迟缓

【症状表现】身材矮小，生长速率减慢，骨成熟延迟。

【金氏医理】身高不够、身材矮小、生长速度太慢等，这些问题主要还是在肾上。肾主骨，肾主生长发育，肾气不足，那么生长的原动力也不足。中医有肾气充沛产生天癸的说法，天癸其实就是能够调控人体生长壮大的一种物质，类似现代说的激素。当肾气不足，肾精不能充盈天癸的时候，人体的生长发育就会受到影响，那么为什么肾气肾精会不足呢？根源还是在寒湿上。寒湿是万病之源，寒湿盛则肾水寒，肾水寒则脾土湿，脾土湿那一气周流就会受到阻碍，就不能正常进行升降出入。所以，治疗上还是要祛寒湿、调升降、补肾阳、升肝阳、温脾阳。

【调理方向】基础方加强补肾气的力量。

【中成药】金匮肾气丸。

【针法】春暖花开时，平躺，左侧重仙穴，右侧重仙穴、重子穴，留针1小时，起针后平躺20分钟（在春季和夏季施治）。

【艾灸】身柱穴、大杼穴、太乙穴、滑肉门，隔姜灸温灸单壮。

【手法】平躺拽腿，用手托住后跟腱，身体发力往后拽，左腿向左移动从不同的角度拽，每隔10度左右停留3分钟，每次持续拽15分钟左右。右腿也是一样的操作。

7. 秃顶、脱发、白发、斑秃

【症状表现】斑秃以青壮年多见，两性发病率无明显差异。皮损表现为圆形或卵圆形非瘢痕性脱发，在斑秃边缘常可见"感叹号"样毛发。头发全部或几乎全部脱落，称为全秃。秃顶，意思是"脱落了大量头发的头顶"。头发的生长、休眠和脱落是一个循环不止的过程。头发的脱落快于生长，就可能患上男性脱发症，也就是常说的秃顶。

【金氏医理】秃顶是因为脱发，头发掉得太多。斑秃是掉了一块，原因是不一样的。

秃顶和脱发的病因病机差不多，正常的五行相生，头发在人的最顶端，无论是头上的头发还是脚上的指甲，只要是人体的部位，就一定需要精血的滋养。如果头发上面的供血出现了问题，肾水寒、脾土湿且板结硬，肾水寒就会引起水生木的动力弱。那么柔弱的木要想去生火，必须穿过土，但是这个时候脾土湿且板结硬，木没有能力破土而出去生火，就会堵着，就会出现肝气郁结。肝郁日久就会化火，化火之后也不能破土而出，就会煎煮肝阴肝血，导致肝阴肝血不足，脾土湿且板结硬，精血上行通道淤堵，精血不能充养头发，就会引起白发和掉发，产生秃顶、秃头或光头等情况。另外，肝阴肝血亏虚、郁的时候就会化风，风往上走，就会引起斑秃，另外肝阴亏虚又会产生内风，加重斑秃，形成恶性循环。

此外，肾水寒、脾土湿，肝郁化火，降不好，火降不下来，那在本身精血供血不足的情况下，再加上火降不下来，在上面烤。因此就会掉头发。干旱加高温，加重了脱发。

【调理方向】脱发、掉发、白发：基础方加养肝阴肝血、补肾的药。斑秃：基础方加养肝阴肝血、祛风的药。

【中成药】金匮肾气丸，七宝美髯丹。

【针刺】左侧三阴交补法。

【艾灸】关元、肾俞、脾俞。

六、男性生殖泌尿系统疾病

1. 前列腺炎

【症状表现】疾病的症状多样化,从急性疼痛、频繁排尿,到性功能障碍和精神心理障碍。急性细菌性前列腺炎常表现为尿频、尿急、尿道灼痛等,慢性前列腺炎(慢性骨盆疼痛综合征)则可能长期存在骨盆区域的疼痛和不适、排尿时尿道不适、性功能障碍以及精神心理问题。

【金氏医理】现在好多年轻人也得了前列腺炎。正常人体内的气机运行是左升右降、循环无端,水生木、木生火、火生土、土生金、金生水,寒湿是万病之源!

由于肾水寒,水生木的动力就弱,柔弱的木去生火必须穿过土,而现在脾土湿且板结硬,木没有能力穿过土,只能在这里产生瘀滞,瘀滞时间久了就郁而化火产生肝火,肝火升不上去下陷就引起了湿热。

湿热到了前列腺就造成了尿频、尿急、尿等待、尿无力、小腹坠胀疼痛等症状。治疗方法还是温肾阳、补脾阳、升肝阳,木可以升上去生火了就没有了肝气郁结,也就没有了肝火,也就没有了肝火下陷导致的湿热,也就没有了前列腺炎。

【调理方向】基础方加强左升。

【注意】水蛭焙干然后打粉后分装到胶囊中,每颗胶囊装 1.5g 水蛭粉,汤药煎煮好之后每次 1 颗水蛭胶囊随汤服下即可。

【中成药】金匮肾气丸。

【针刺】左侧三阴交补法。

2. 阳痿

【症状表现】勃起功能障碍(ED),俗称阳痿,是指男性无法维持或获得足够的阴茎勃起硬度以完成满意的性生活的病症。ED 主要可以分为心理性 ED 和器质性 ED,前者由精神心理因素造成,后者则可能由血管性、神经性、手术与外伤等因素导致。ED 常见于中老年男性,患病率随年龄的增加而升高。此外,ED 与心血管疾病存在相同的风险因素，如肥胖、糖尿病、血脂异常、代谢综合征、缺乏锻炼、吸烟等。

【金氏医理】肝主筋，宗筋本身就是海绵体。它的勃起有赖于充血，由于肝藏血，所以勃起与肝木有关系。肝木好不好跟肾水寒有关系，因为肾水寒导致肾水生肝木的能力弱，肾水寒导致脾土湿，脾土湿导致板结硬，木上升的路线被挡住了，所以木就升不上去了。所以还是要祛寒湿、调升降，寒湿一去、升降一顺、气血一通，就都好了。所以要用淫羊藿、蜈蚣。淫羊藿是治阳痿的专用药，蜈蚣有通络、止痉的作用，可以把瘀滞打通。针刺足三里也可以壮阳，因为可以把上焦的能量降下去。肾阴、肾阳的关系是阳在阴里面，而不是在阴的对面。所以没有单纯的肾阴虚和肾阳虚，只是虚的程度不同而已。张仲景的金匮肾气丸主治阴阳两虚，男女老幼皆可服用。要想身体好，补肾少不了！

【调理方向】基础方加强补肾阳之力量。

【中成药】金匮肾气丸。

【针刺】左侧三阴交补法，右侧足三里泻法。

【艾灸】关元、肾俞、脾俞。

3. 遗精、早泄

【症状表现】遗精是指无性交活动、无自慰时的射精现象。如果遗精发生在梦中，则称为梦遗；若发生在无梦状态，甚至是清醒状态时，则称为滑精。男性首次遗精一般发生在 11～18 岁，是正常的生理现象，也是青春期发育的重要标志，但是如果频率过高（如连续几周，每周在 2 次以上），且更重要的是伴有精神萎靡不振、头昏乏力等现象，则需要就医。

早泄是一种常见的男性性功能障碍疾病，被国际性医学会确定为性交开始后，射精往往或总是在阴茎插入阴道前或插入阴道后约 1 分钟内发生，且不能控制射精的时间。早泄可分为原发性和继发性两种类型。原发性早泄是指从开始性活动以来，一直出现早泄现象。继发性早泄则指正常时间的射精功能后出现早泄症状。早泄的发病率受个体和文化差异等多重因素的影响，具有较大的地区差异性。

【金氏医理】精室是储藏精液的地方。肝木由于寒湿导致升不上去出现瘀滞，肝郁久了就产生了肝火，肝火升不上去就下陷，当肝火下陷到了精室这里，就开始给精室加热。大家都看到过热水壶烧水，平时水壶里放百分之八十的水时，水不往外溢，但是如果你大火加热这个水壶，一加热这个水开了就咕噜咕噜地往外冒，早泄就是这样的，所以人的控制能力变得很差，就会出现早泄。有一个中成药叫知柏地黄丸可以用，但是大家记住一句话，中病即止。也就是说你最多用2～3天把这个火给它灭一点儿，这是治标。见效以后抓紧时间祛寒湿、调升降、温肾阳、补脾阳、升肝阳。如果长时间吃知柏地黄丸是不行的，不单单是功能废了，甚至是要命的，你这是把他的根给搞坏了。遗精的理论和早泄一样，这里不再赘述。

【调理方向】基础方加强肾的封藏之力。

【中成药】金匮肾气丸。

【针刺】左侧三阴交补法。

【艾灸】关元、肾俞、脾俞。

4. 不育症（男性）

【症状表现】不育症是指正常育龄夫妇婚后有正常性生活，1年或更长时间，不避孕，也未生育。已婚夫妇发生不育的概率有15%，其中男性不育症的发病率占30%。生育的基本条件是具有正常的性功能和拥有能与卵子结合的正常精子。因此，无论是性器官解剖或生理缺陷，还是下丘脑—垂体—性腺轴调节障碍，都可能导致不育。

【金氏医理】只要不是无精症，只是里面不通畅，那么打通就可以了。祛寒湿、调升降、补肾就行了。因为寒和湿过重、升降不顺畅的时候，精就不行。升降顺畅，所有的问题就解决了。其他的用祛寒湿、调升降就可以了。适当加些熟地、山药、山萸肉，以金匮肾气丸为基础。

【调理方向】基础方加补肾填精。

【中成药】五子衍宗丸，金匮肾气丸。

【针刺】万能针法。

【艾灸】关元、肾俞、脾俞。

5. 阴囊潮湿

【症状表现】阴囊潮湿是指阴囊的皮肤无明显器质性病变,却出现多汗、潮湿或发凉等异常症状。长期潮湿的阴囊容易产生炎症,出现瘙痒。

【金氏医理】肝气下陷到阴部就会导致阴囊潮湿,腿根也会潮潮的。这个潮湿发黏跟出汗潮湿不一样,还会发臭。肝火下陷到肾水里面就会出汗,阳加阴谓之汗,出现所谓的阴囊潮湿。有的人看到阴囊潮湿就认为是湿热,用清热利湿的药只会治其标而损其本,造成当时有效而后期反复发作。只有温肾阳、补脾阳,让木顺利地去生火,这样才会取得远期效果。

如果肝气下陷到肛门会造成肛门潮湿、瘙痒,如果下陷到肛门周边,就会出现肛门脓肿、肛瘘、痔疮。当这个下陷的肝火扰动到血脉了,血脉就容易破裂出血,这就是内痔出血。肝火下陷到了肾就会引起肾结石,因为肝火下陷后产生郁热,郁热煎煮肾水,浓缩后变成肾结石。结石是标,肝火也是标,脾土湿、肾水寒是本。如果做手术去结石,有可能导致肾萎缩。

如果水液升不上去下陷,到了肠道就是腹泻,如果肝火同时到了肠道,就会引起溃疡性结肠炎,会经常出现拉肚子有脓血。当你知道病根,帮身体升上去就好了。《医宗金鉴》讲,痈疽原是火毒生,经络阻隔气血凝。那些所谓的痈疽、皮肤毛囊感染都是经络不通、瘀滞化火导致的,上边有火是因为降不下来。所以青春痘等都是降不下来导致的,为何不降?因为胃不降。比如孩子起青春痘,成年人长青春痘,都是肾水寒、脾土湿导致的。

【调理方向】基础方加强左升,湿热明显者可短暂加入清下焦湿热之品。

【中成药】金匮肾气丸。

【针刺】万能针法。

【艾灸】关元、肾俞、脾俞。

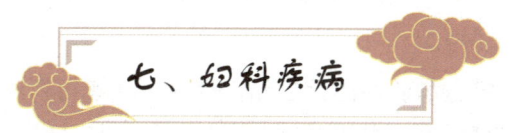

七、妇科疾病

1. 盆腔积液

【症状表现】这是一种表现而不是一种疾病，确切地说是影像学对盆腔内液体的一种描述。盆腔积液可分为生理性盆腔积液和病理性盆腔积液两种。病理性盆腔积液可发生在盆腔炎、附件炎或子宫内膜异位症之后，为盆腔炎的主要影像学特征。

【金氏医理】由于肾水寒导致肾水生肝木的动力弱，柔弱的肝木要想升上去生心火，必须穿过中土，现在由于中土板结硬，肝木没有能力破土就瘀滞在了那里，这种瘀滞也叫气滞、肝气郁结。气滞时间久了就会郁而化火变成肝火，肝火升不上去下陷，下陷到了盆腔。随着肝火下陷的还有水液，它们下陷到了盆腔就会引起盆腔积液。这时候积液通过阴道排出体外就是白带，如果有肝火的话，会造成白带发臭、黄黏稠，这就是黄带。

【调理方向】基础方加利湿泄浊之品。

【中成药】附子理中丸，金匮肾气丸。

【针刺】左侧三阴交补法。

【艾灸】关元、肾俞、脾俞。

2. 白带、黄带

【症状表现】带下的量、色、质、味发生异常，或伴全身、局部症状者，称为"带下病"。本病可见于现代医学的阴道炎、子宫颈炎、盆腔炎、卵巢功能早衰、闭经、不孕、妇科肿瘤等疾病引起的带下增多或减少。

【金氏医理】由于肾水寒导致肾水生肝木的动力弱，柔弱的肝木要想升上去生心火，必须穿过中土，现在由于中土板结硬，肝木没有能力破土就瘀滞在了那里，这种瘀滞也叫气滞、肝气郁结。气滞时间久了就会郁而化火变成肝火，肝火升不上去下陷，下陷到了盆腔。随着肝火下陷的还有水液，它们下陷到了盆腔就会引起盆腔积液。这时候积液通过阴道排出体外就是白带，如果有肝火的话，会造成白带发臭、黄黏稠，这就是黄带。

【调理方向】基础方加收敛固涩之品，湿热下注者可以适当加清热利湿药。

【中成药】附子理中丸，金匮肾气丸。

【针刺】左侧三阴交补法。

【艾灸】关元、肾俞、脾俞。

3. 宫寒、痛经

【症状表现】指行经前后或月经期出现下腹部疼痛、坠胀，伴有腰酸或其他不适，症状严重影响生活质量者。痛经分为原发性痛经和继发性痛经两类。原发性痛经是指生殖器官无器质性病变引起的痛经；继发性痛经是指由盆腔器质性疾病，如子宫内膜异位症、子宫腺肌病等引起的痛经。

【金氏医理】用单纯的扶阳药补是不行的。应该是补的同时调升降，上边的火为君火，下边的火为相火。正常情况下，上面的火降下来就补充了下焦的阳气，阳气充足循环顺畅，身体也就好。痛经的根源是寒湿，由于肾水寒导致肾水生肝木的动力弱，柔弱的肝木要想升上去生心火，必须穿过中土，现在由于脾土湿且板结硬，肝木没有能力破土升上去就横逆，横逆的肝气冲击得肚子疼。治法也是祛寒湿、调升降。

【调理方向】基础方加温阳调经之品。

【中成药】附子理中丸，金匮肾气丸。

【针刺】左侧三阴交补法，右侧足三里泻法。

【艾灸】关元、肾俞、脾俞。

4. 不孕症（女性）

【症状表现】一年以上未采取任何避孕措施，性生活正常而没有成功妊娠。主要分为原发性不孕和继发性不孕。原发性不孕为从未受孕；继发性不孕为曾经怀孕以后又不孕。根据这种严格的定义，不孕是一种常见的问题，10%～15%的育龄期妇女患有不同程度的不孕症。

【金氏医理】因为人是自然的一部分，自然界的种子什么时候发芽呢？春季和夏季，如果在冬天腊月冰天雪地的时候，种子是不会发芽的，因为温度低它不能生长。人体也一样，当你体内寒湿过重的时候，子宫就像一个冰窖，生命的种子如何在里面孕育？治法还是祛寒湿、调升降。肾一补、升降一调、寒湿一祛，身体就越来越好。这么一治的话，一般的人更容易怀孕，并且生出来的孩子还特别健康聪明。

【调理方向】基础方加补肾填精之品。

【中成药】五子衍宗丸，金匮肾气丸。

【针刺】万能针法。

【艾灸】关元、肾俞、脾俞、子宫。

5. 月经初期紫黑

【症状表现】月经量少，色紫黑，有血块，小腹胀痛，拒按，血块排出后胀痛减轻。

【金氏医理】月经初期紫黑，这涉及五行五色的问题，正常是水生木，木生火。木能正常生火就正常，那月经就是红色的，但是由于寒和湿，肝升不上去，肝气瘀滞就出现了肝的青色，肝气下陷就出现了肾的黑色。所以病根还是寒湿，治法当然是祛寒湿、调升降。

【调理方向】基础方加活血化瘀之品。

【中成药】金匮肾气丸。

【针刺】左侧三阴交补法。

【艾灸】关元、肾俞、脾俞。

6. 崩漏（月经提前、月经量多）

【症状表现】指月经的周期、经期、经量发生严重失常的病症，其发病急骤，暴下如注，大量出血者为"崩"；病势缓，出血量少，淋漓不绝者为"漏"。可发生在月经初潮后至绝经的任何年龄，足以影响生育，危害健康。属妇科常见病，也是疑难急重病症。相当于西医的无排卵性功能性子宫出血。

【金氏医理】正常是水生木，木生火。崩漏是肝木升不上去就下陷，产生的肝火下陷到血室里面，因为血室是血液的房子，肝火在里面烧久了造成血热，导致血室血热妄行，就是崩漏。如果你去补血、止血都是暂时的。你让肝气正常左升上去就好了。

我遇到的一个案例是：患者崩漏、腹泻拉肚子、心慌心悸，一蹲下去拉肚子，心脏就咚咚咚地跳得厉害，还呕吐、发热。腹泻是下陷，崩漏是下陷，下陷了是因为木升不上去。木升不上去就没法生心火，不生火就供血不足，所以出现了心慌。脾不升而下陷就出现了腹泻，胃不降而上逆就出现了呕吐，这患者的症状是升降反过来了。火降不下去上逆，火上逆就出现了发热。

所以我的治法就是祛寒湿、调升降，加 200g 黄芪，前面讲过大剂量黄芪有定中轴的作用。患者喝上药几个小时就好了。所以，如果你看到患者有一大堆症状，别乱了手脚，祛寒湿、调升降，所有问题就迎刃而解。继续前面的说，肝火上不去，下陷到血室月经就提前来了。月经量过多是因为肝木升不上去，肝火下陷到血室里导致的。

【调理方向】基础方加强左升，升提之力要足够大。
【中成药】附子理中丸，金匮肾气丸。
【针刺】左侧三阴交补法。
【艾灸】太溪、太白、太冲。

7. 闭经（月经少、月经延迟）

【症状表现】原发性闭经是指年龄大于 14 岁，第二性征未发育；或者年龄大于 16 岁，第二性征已发育，月经还未来潮。继发性闭经是指正常月经周期建立后，月经停止 6 个月以上，或按自身原有月经周期停止 3 个周期以上。生理性闭经是指妊娠期、哺乳期和绝经期后的无月经。

【金氏医理】闭经也是肝木升不上去导致的，治法也是祛寒湿、调升降，经络一通、气血一通，月经自然就来了。寒湿造成气血瘀滞，但是还通着，这就是月经少。升不上去堵了但是还没堵死，就是月经延期。升不上去下陷还会引起崩漏、月经提前、月经量多（见前面所讲解的）。根源都是寒、湿、堵，该降的不降导致的。治法就是祛寒湿、调升降。注意用水蛭的时候要炒一炒焙干，让药店打成粉装进胶囊和中药一起冲服，一天吃 3g。

【调理方向】基础方加强活血调经之品。

【注意】瘀血重者加水蛭 3g。

【中成药】附子理中丸，金匮肾气丸。

【针刺】万能针法。

【艾灸】关元、肾俞、脾俞。

8. 卵巢功能早衰

【症状表现】指卵巢功能衰竭所导致的 40 岁之前闭经的现象。特点是原发性或继发性闭经伴随血促性腺激素水平升高和雌激素水平降低，并伴有不同程度的一系列低雌激素症状，如潮热多汗、面部潮红、性欲低下等。

【金氏医理】早早地不来月经了，还是寒湿，有了寒湿导致升降异常，引起了宫寒、肾阳虚、脾虚，这使月经越来越少，最后月经早早地停了。

【调理方向】基础方加强补肾填精。

【中成药】附子理中丸，金匮肾气丸。

【针刺】万能针法。

【艾灸】关元、肾俞、脾俞。

9. 月经大血块

【症状表现】经行时间延长，量或多或少，经色紫黯，有块；经行小腹疼痛。

【金氏医理】月经大血块是升不上去瘀滞在那里下陷引起的，原理跟上面几个妇科病的原理差不多，所以治法还是祛寒湿、调升降，加一点儿丹皮之类的活血药效果更好。

【调理方向】基础方加活血化瘀之品。

【中成药】金匮肾气丸。

【针刺】左侧三阴交。

【艾灸】关元、太溪、太白、太冲。

10. 更年期综合征

【症状表现】 患者有时感到自胸部向颈及面部扩散的阵阵上涌热浪，同时上述部位皮肤有区域性发红，伴有出汗，出汗后又畏寒怕冷。发作多在凌晨乍醒，在黄昏或夜间、活动、进食、穿衣、盖被过多、热量增加的情况下或情绪激动时出现上述症状，可伴头痛、心悸。

症状严重者会影响情绪、工作、睡眠，困扰患者使之感到痛苦。潮热突然出现，可持续数秒到数十秒，甚至达1个小时，通常1～2分钟，发作次数每周1～2次到每天数次至数十次均有。发作的频率、严重程度及持续时间个体差异很大。随绝经时间的进展，发作频度及强度亦渐渐减退，最后自然消失。

【金氏医理】 更年期综合征的症状是五心烦热、潮热汗出、失眠多梦、烦躁易怒。寒湿是万病之源，当肾水寒的时候，水生木的动力就弱，同时肾水寒引起脾土湿、板结硬，柔弱的木要想升上去生火必须穿过土，现在脾土湿且板结硬，肝气升不上去，于是就瘀滞在那里，也就是气滞、肝气郁结，肝气郁结就出现了心情烦闷、唉声叹气、心情不舒畅、生闷气但是不发脾气，肝气郁而化火变成肝火，时间久了就出现肝火过旺的现象，肝火过旺的话，看到不顺心的事或物就发脾气，发脾气后还后悔，急躁易怒。这时肝火还是没法穿过土，于是就郁而下陷，肝火下陷就到了脚，脚心有个涌泉穴，就出现了脚心热，肝火烧时间长了还会煎煮肝阴肝血，造成肝阴肝血亏虚。

肝木为子，肾水为母，这时候母亲（肾）看到儿子（肝）吃不上饭，于是母亲（肾）就拿出自己的肾精来支援儿子（肝），但是由于肝火还在持续地烧，继续消耗肝阴肾阴，时间长了就出现了肝肾阴虚的现象，这也是"精血同源"的来源，就出现了所谓的阴虚。由于肝阴亏虚了，肝阴藏不住肝阳，于是就出现了肝阳上亢，人就容易头晕、头胀、头重脚轻，一测血压发现血压高了，这就是更年期的人心脑血管疾病变多的原因，因为左边升不上去，右边也降不下来，根源是肾水寒、脾土湿。当肾水寒引起脾土湿，脾土湿引起胃不降。胃是人体最大的降机，胃不降导致整个上面都降不下来，这时候火在上面烧就出现了上热，热扰了心神就失眠多梦，热扰了心就心慌心悸。

肺气降不下来就出现了胸闷、气短、动则喘。同时，胆降不下来出现胆火上逆，就出现口苦口干、胆囊炎等，降不下去上逆，这时候手心就会热，这是升降反过来了。心口也会热，所以叫五心烦热。为何会烘热汗出呢？因为当寒湿引起升降反作，升降不顺就会出现郁热，化热后这个热通过经络、毛孔往外排，散热出汗。当汗排出去后毛孔闭合，然后等又一次郁热到一定程度就再一次出汗，就这样一次次地出汗。

这么多症状会让人感觉全身都是病，那么该如何下手呢？治法还是祛寒湿、调升降。

【调理方向】基础方加养肝阴肝血之品，阴虚明显者可以稍微减少热药的剂量，甚至暂时去除三大热药。

【中成药】金匮肾气丸。

【针刺】万能针法。

【艾灸】关元、肾俞、脾俞。

11. 乳腺增生症

【症状表现】主要症状包括乳腺疼痛、结节或肿块，部分患者会出现乳头溢液。患者同时还可能伴随焦虑、抑郁和月经紊乱等症状。

【金氏医理】通过乳腺的那些经络淤堵久了就变成了乳腺结节、乳腺增生。这时候调好升降慢慢就通了。不该高的高了，不该长的长了，都属于阴成形。所谓的阴成形就是因为体内的阳气虚弱，没办法运化水湿，导致水湿停聚，时间久了就会产生各种各样的病症。治阴成形要用阳化气，即温肾阳、补脾阳、升肝阳、补中气、祛寒湿、调升降。阳气足了自动就能化掉。如果你有甲状腺结节，它长在哪里，就在另一侧腿部扎阳陵泉，针尖朝着结节的方向，操作起来跟乳腺增生一样。

【调理方向】基础方加活血化瘀及加强通络散结之类的药物。

【中成药】逍遥丸。

【针刺】消瘤针法和万能针法都可以。

【艾灸】乳根、膻中、太冲。

12. 子宫肌瘤、卵巢囊肿

【症状表现】子宫肌瘤患者多数没有症状，部分患者表现包括月经异常、白带增多、腹部肿块和下腹坠胀等症状。当肌瘤压迫膀胱、直肠时，可导致尿频、排

尿困难、排便疼痛和便秘等。症状可能包括随着囊肿体积增大而产生的下腹部不适或坠胀，一侧下腹部疼痛，腹部胀满感，腰骶部痛，下腹部有压迫感等。在卵巢囊肿出现破裂、蒂扭转等情况时，会引起急性症状，例如下腹部突然剧烈疼痛，伴有恶心、呕吐，严重者可能表现为休克。

【金氏医理】子宫肌瘤、卵巢囊肿都是阴成形。所谓的阴成形就是阳气不足，阳气不能运化水湿、寒湿，引起水湿之邪停聚在子宫、卵巢等部位。时间久了，阳气又虚，就会逐渐形成有形的囊肿和肌瘤，产生不同的症状，如小腹疼痛、坠胀、月经紊乱、痛经、不孕不育等，根本原因还是因为寒湿，阳不化气，肾水寒，脾土湿，板结硬。只要不该长的它长了，不该有的它有了，都是阴成形。治阴成形用阳化气，就是温肾阳、补脾阳、升肝阳、补中气、调升降、祛寒湿。阳气一足它自然就化掉了。比如说咱们看到茶杯里的水是有形之物，这个有形之物的水如果经外边冷空气一冻就成了冰，变得更加有形、更加凝聚，那该怎么治呢？用阳化气的方法，把它端出来放到外面30度的环境里，不过一会儿这个冰就化成了水，水再变成水蒸气升上去，这个道理就叫阳化气。现在这个子宫肌瘤、卵巢囊肿的治疗也是这样。我治好过很多人，我的好多学生也治好了很多人。只要坚持，卵巢囊肿大概三个月内就可以消掉。

【调理方向】基础方加活血化瘀的以及加强温阳散结之类的药物。

【中成药】附子理中丸，金匮肾气丸。

【针刺】万能针法。

【艾灸】肾俞、脾俞、关元、子宫。

13. 习惯性流产

【症状表现】习惯性流产是指连续3次或3次以上自然流产者称为习惯性流产。每次流产往往发生在同一妊娠月份，其流产过程与一般流产相同，近年国际上把习惯性流产称为复发性流产。根据习惯流产的时间性，分为早期习惯性流产或晚期习惯性流产。

早期习惯性流产指在妊娠12周以前发生流产，一般多与遗传因素、母体内分泌失调及免疫学因素等有关；晚期习惯性流产指在妊娠12周以后发生流产，常为子宫颈内口松弛所致，或者多由于刮宫或扩张宫颈所引起的子宫颈外口损伤，少数可能与先天性发育异常、畸形、血型不合及母患疾病等因素有关。

【金氏医理】我遇到过一个案例，有个孕妇怀孕一到 40 来天，就见红流产，连续 4 次了，这是典型的习惯性流产。这种习惯性流产很大程度上与脾肾不足，任脉、带脉虚弱，不能正常孕育胞胎有关，其根本还是在肾水寒、脾土湿上。治疗思路就是要补肾、补脾，最好是在怀孕之前祛寒湿、调升降、补肾，怀孕后吃药吃到超过习惯性流产的月份就稳了，其间忌房事，不要劳累。

【调理方向】基础方加强左升的力量，补脾、补肾。

【注意】怀孕之前服用，怀孕后去黑顺片接着服用，过了流产日期再服用一个月。

【中成药】五子衍宗丸，寿胎丸。

【针刺】万能针法。

【艾灸】肝俞、太冲、曲骨、次髎。

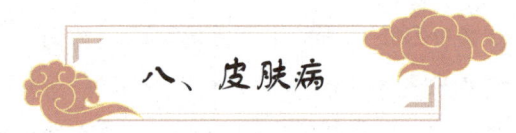

八、皮肤病

1. 牛皮癣

【症状表现】症状主要为边界清楚的斑块形红斑、丘疹和鳞屑等。皮疹的范围可以大也可以小，重症的可能全身泛发。这些临床症状可能伴随各种程度的瘙痒。皮肤受到外伤等损伤后容易出现新的银屑病皮疹，成为同形反应。

【金氏医理】牛皮癣可以代表所有的皮肤病。这就像你用锅做面糊糊，一边熬，一边往锅里加面和水，同时一边搅动，最后面糊糊就做好了。然后你把面糊糊盛出来，锅底下就剩下了一层薄薄的透明的面层，这透明的面层就相当于正常人的皮肤，但是过一段时间你再看一下锅底的那个透明面层，会发现它变成了干干的白色的东西，而且脱离了锅底。这个白的东西就像牛皮癣的白皮，这个白色的东西是锅底下的余热导致的。

牛皮癣也是类似的情况，刚开始出来的时候像毛孔这么大，毛孔是调节人体温度的，温度高的时候打开，温度低的时候闭合。现在毛孔周围是白色的，说明毛孔在往外散热，散着散着热就把毛孔周围的皮肤给烘干了，所以它变成一个个白点，有了白点以后再有肝风，肝风一吹就起来一大片。找到热和风，就知道牛皮癣是怎么回事了。

寒湿是万病之源，肾水寒会导致脾土湿，脾土湿导致脾土板结硬，肾水寒导致水生木的能力就降低，柔弱的木不能穿过板结硬的脾土，进而没法去生火，就瘀滞了，这就叫气滞，也叫肝气郁结，气滞久了会郁而化火，就出现了肝火，肝火煎煮我们的肝阴肝血，导致肝阴肝血变少并且血液变黏稠还有血热。治疗就是在温阳祛寒湿的基础上加上玄参、丹皮、防风一类凉血的药。

【调理方向】基础方去生姜、桂枝等，加玄参、丹皮之类。

【针刺】皮肤针法：双侧曲池、双侧血海、双侧足三里、双侧驷马上、双侧驷马中、双侧驷马下、留针1小时。

2. 缠腰蛇、蛇盘疮、带状疱疹、带状疱疹后遗症

【症状表现】主要症状是神经痛及皮疹,其中皮疹可能成群分布,不跨过对应身体中线。密切接触水痘和带状疱疹未痊愈患者的水疱液体及贴身物品有可能增加感染风险。潜伏期通常会出现身体乏力、头痛等全身性症状,后期便会出现成簇的水疱、丘疱疹以及神经痛。

【金氏医理】蛇盘疮(带状疱疹)分干和湿。干就是血热,湿就是湿气重。湿是以疱疹为主,干以火为主,红色的是血热为主,干红的用基础方加清热凉血的活血药加减,疱疹多以基础方加健脾燥湿和活血化瘀的药为主,痛主要是损伤了神经,治疗时一定要活血化瘀。

【放血疗法】急性期如何快速把它治下去呢?如图在大拇手指弯起来的第一个关节的位置,点上两个眼睛,这时候的大拇指长得像蛇头,用针把蛇的眼睛扎瞎了,缠腰蛇也就死了。

左右手的选择:比如它是从右边乳头往左边走,蛇头是不是在左边,所以扎左手的蛇眼进行放血;如果从右手往左走,过了腋中线,就扎右手的蛇眼。如果已经过去好几天了,你认不清它的行走方向,你可以这么分辨:泡泡刚起是新鲜的,以前起的泡泡颜色有老色,比如左边老,右边新鲜,很明显这条蛇是往右边走的,这时候就扎右手蛇眼(因为蛇头在右边)。

带状疱疹方

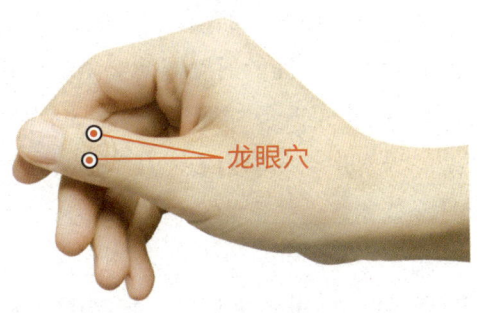

用采血针点刺放血
往左发展扎左手,往右发展刺右手。
掌握不准的刺双手龙眼蛇尾。

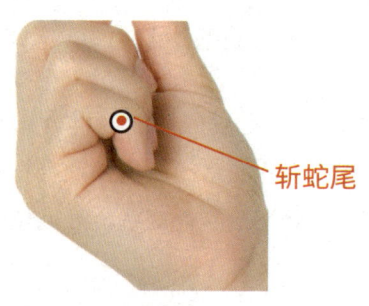

用采血针点刺放血

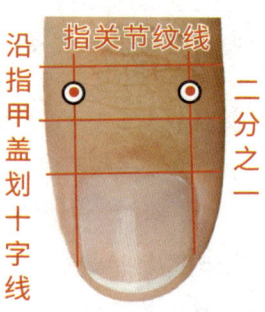

拇指放大的照片

3. 皮肤过敏、荨麻疹

【症状表现】皮肤过敏主要的表现是多种多样的皮炎、湿疹、荨麻疹。荨麻疹的主要症状包括风团和血管性水肿，通常会伴有瘙痒。临床上，患者可能出现不同大小和形态的风团、红晕，甚至所有系统的过敏症状。荨麻疹的病情严重程度不一，一般情况下，预后良好。然而，如果累及呼吸道或消化道，可能产生更严重的症状，如呼吸困难、呕吐、腹痛或腹泻。

【金氏医理】大家知道，人活一口气，这口气就是升降出入，升包含了出，降包含了入，升降出入包含在升降之中。出和入包含了外感和皮肤病，皮肤病是怎么得的？正常人，脾生血藏于肝木，木生火，肝内藏相火，故血液是温的。胃生气藏于肺金，肺气下降，金生水，胃和肺是往下降的。如果有了寒湿，水生木的动力弱，脾土湿且板结硬，木太弱不能破脾土而出，木的热气不能上升去生火，上面的热气就会减少，皮肤的温度就低，上面的温度低就会出现皮肤凉、痒，这就是冷空气过敏，这种痒是见凉气就加重，是升得不好。这是过敏的时候见冷气加重的原因，外面的阳气虚、温度低是因为木生火的动力弱，升不上去，木的温不能滋养、温润皮肤导致的，所以见凉见冷就加重，是因为升得不好。胃降不好的时候，肺降得也不好，金生水的动力也不足。

【调理方向】基础方加减，如果皮疹色红，瘙痒明显的，可以暂时去桂枝、生姜甚至附子，先治其标，去血热风热，等标象减退后再加上即可。

【中成药】金匮肾气丸。

【针刺】皮肤针法：双侧曲池、双侧血海、双侧驷马上、双侧驷马中、双侧驷马下、留针1小时。泻右侧足三里。

4. 痤疮、青春痘（青春期 10～18 岁）

【症状表现】 痤疮，又名寻常痤疮或常说的"青春痘"，是一种较常见的慢性炎症性皮肤疾病，主要发生于面颊、额部和下颌，也可扩展至躯干，如前胸部、背部及肩胛部。整体呈现出粉刺、丘疹、脓疱、结节、囊肿及瘢痕等特征，并伴随皮脂溢出。高发人群主要为青春期男女，发病率可高达 54%。

【金氏医理】 痤疮、青春痘多发于脸的上半部分，是因为上边的心火降不下来，如果舌苔前边是红的，这是因为火下不去。为什么火降不下来呢？孩子经常吃生的、凉的，导致胃不降，上焦的火降不下来上逆导致了痤疮、青春痘。胃不降是因为脾湿，脾湿是因为肾水寒，根源还是寒湿。这时候可以降胃、降火，加点儿清热解毒、凉血的药，这是治标，但是记住根本还是祛寒湿、调升降，加上补肾、补脾。

【调理方向】 基础方加强右降之品，火盛者可暂时减少部分热药的剂量，甚至可以暂时去除。

【针刺】 万能针法；如果瘙痒明显，可以用皮肤针法，10 天为 1 个疗程。

皮肤针法： 双侧曲池、双侧血海、双侧足三里、双侧驷马上、双侧驷马中、双侧驷马下，留针 1 小时。

5. 痤疮（成人 18～40 岁）

【症状表现】 痤疮的发生原因是复杂的，包括体内雄激素水平异常、皮脂腺大量分泌、毛囊周围细胞角化异常。

【金氏医理】 成人痤疮多发在脸下面部位，以下巴为主，特别是下颌部。下巴为肾的反应区，由于肾水寒导致脾土湿，脾土湿导致脾土板结硬，进而导致肝气升不上去，肝气升不上去就瘀滞下陷，时间久了就产生肝火，肝火下陷到肾的部位导致肾有虚火，反应在面部的下巴就是起痘痘。这种现象的标是湿热，本是寒湿，如果你只知道清热解毒、凉血，越治就越容易复发。祛寒湿、调升降之外加强温肾阳、补脾阳、升肝阳，加强左升。

【调理方向】 基础方加强左升。

【中成药】 金匮肾气丸。

【针刺】左侧三阴交补法。

6. 黄褐斑

【症状表现】黄褐斑也称肝斑，为面部的黄褐色色素沉着，多呈对称蝶形分布于颊部，多见于女性。血中雌激素水平高是主要原因，其发病与妊娠、长期口服避孕药、月经紊乱有关。

【金氏医理】很多女同志35岁后脸就黄了并且还出斑。正常情况下人的面部需要精血的滋养，如果你的精血可以顺利从下边上来再顺利降下去，那么你的面部就会紧致、白里透红、不会起斑。但是由于寒湿造成瘀滞导致升得不好，升上去的由10个变成了7个，然后升上去7个降下去5个，还有2个就留在了脸上，时间久了就变成了瘀血斑。治疗应加强左升，加强气血温养，并且及时右降活血，这样黄褐斑就会慢慢淡化、消失。化斑的时候有个专药叫水蛭，可以炒一炒，让药店打成粉装进胶囊，一天吃3g，和中药一起送服。

【调理方向】基础方加活血消斑之品。

【注意】水蛭为祛斑的专药，炒一炒做成粉装入胶囊。每颗胶囊装1.5g水蛭粉，汤药煎煮好了之后，每次1颗水蛭胶囊随汤服下即可。

【中成药】附子理中丸，金匮肾气丸。

【针刺】左侧三阴交补法，右侧足三里泻法。

【艾灸】关元、肾俞、脾俞。

7. 大眼袋

【症状表现】眼袋是指下眼睑皮肤下垂、臃肿，呈袋状。眼袋根据病因可分为原发性和继发性两大类。原发性眼袋往往有家族遗传史，多见于年轻人。继发性眼袋多见于中老年人。

【金氏医理】前面眼诊的时候说眼周围是土的位置，现在土的位置出现了水，是水侮土，这其实还是寒湿。在祛寒湿、调升降的基础上，加上利水的药。眼睛周围一圈代表中土的脾胃，现在土的位置出现了水，这叫水侮土，正常情况是土克水，现在出现了水反侮土的现象。大眼袋是因为寒湿导致了脾虚、肾虚。

【调理方向】基础方加强补脾补肾。

【中成药】附子理中丸，金匮肾气丸。

【针刺】右侧足三里泻法。

【艾灸】关元、肾俞、脾俞。

8. 黑眼圈

【症状表现】黑眼圈分两种，一种是青色黑眼圈，是由于微血管的血液滞留；另一种是茶色黑眼圈，因黑色素生成或代谢不全而产生的。青黑色眼圈多见于作息不规律的人，青年人也多见。茶黑色眼圈则多和年龄增长相关，长期日晒等造成色素沉淀在眼周，久而久之形成黑眼圈。

【金氏医理】根据五脏与五色，土的颜色是黄色，火的颜色是红色，金的颜色是白色，水的颜色是黑色，木的颜色是青色。眼睛周围本来该是土的黄色，现在出现了肾水的黑色，这是水侮土。大眼袋和黑眼圈都是因为寒湿导致了脾虚、肾虚。

【调理方向】基础方加补脾补肾。

【中成药】附子理中丸，金匮肾气丸。

【针刺】左侧三阴交补法，右侧足三里泻法。

【艾灸】关元、肾俞、脾俞。

9. 面部红血丝

【症状表现】面部毛细血管扩张性能差、角质层受损或一部分毛细血管位置表浅引起的面部现象。一丝丝纵横交错，如蜘蛛网般分散性分布，严重者会连成片状，变成红脸。这种皮肤薄而敏感，过冷、过热、情绪激动、温度突然变化时脸色更红。有红血丝的患者面部看上去比一般正常人的肤色红，有的仅仅是两侧颧部发红，边界呈圆形。严重者还会形成沉积性色斑，难以治愈，不仅影响外表的美丽，还会给心理造成阴影，给正常生活带来极大的不便。

【金氏医理】面部红血丝是血上去了降不下来，左边升上去的血右边降不下去导致的。胃是最大的降机,胃不降是因为脾土湿,脾土湿是因为肾水寒,面部红血丝是降得不好导致的。治疗方法是祛寒湿、调升降,慢慢就好了。还有一种情况,一些人看到人就容易脸红,也是因为突然降不下来导致的,这时候还是祛寒湿、调升降,加上针灸足三里用泻法。

【调理方向】基础方加强右降的力量。

【中成药】附子理中丸。

【针刺】右侧足三里泻法。

10.过敏性紫癜

【症状表现】症状主要包括皮肤紫癜、关节症状、胃肠道症状和肾脏损伤。部分男性患者会出现阴囊和睾丸的炎症,少数患者神经系统受到侵犯,可能出现头痛、抽搐、癫痫等症状。该疾病具有遗传倾向。

【金氏医理】肾水寒引起脾土湿,脾土湿导致脾土板结硬。肾水寒导致肾水生肝木的能力弱,柔弱的肝木没有能力突破土而去生火,就瘀滞了,也称肝气郁结、气滞。肝气郁结久了就化火变成肝火,有了肝火以后还是不能破土而出,这时候肝火依旧升不上去就下陷了,肝火下陷到下肢后,下肢的血液里出现血热现象。过敏性紫癜是肝火下陷到下肢导致血热妄行引起的。你看到血热的现象是标,肝气郁结也是标,真正的根是肾水寒。现在大部分治疗方法都是清热凉血,这是治标。如果单纯地去清热凉血,只能是治标,必须兼顾治寒湿来治本。

【调理方向】基础方加强左升的力量,如果血热明显的,可以适当在基础方上面加入1~2味能去血热的药,以期治标而不损本。

【中成药】附子理中丸,金匮肾气丸。

【针刺】左侧三阴交补法。

【艾灸】关元、太溪、太白、太冲。

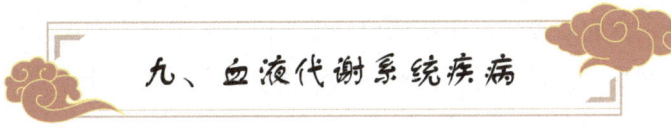

九、血液代谢系统疾病

1. 糖尿病

【症状表现】 糖尿病在中医上叫消渴病，分三型，即上消、中消、下消，表现为多饮、多食、多尿和消瘦。

【金氏医理】 寒湿是万病之源，肾水寒导致脾土湿，胃土湿引起脾土不降，胃不降导致胃瘀滞，进而瘀滞化火变成胃热，有了胃热就会出现消谷善饥，也就是吃得多饿得快，也就会多食。上焦的火降不下来就在上边烧，就出现了口干、口渴，这就是多饮。正常的水喝进去会被肾阳、小肠火加热变成水蒸气，水蒸气再蒸腾上来滋养五脏六腑、四肢百骸，现在脾阳虚、肾阳虚、小肠火弱，降下去的水不能变成水蒸气，就只能通过尿排出去了，这就是多尿。比如女同志的皮肤干燥也和这个运转原理有关系。又因为脾阳虚，脾阳吸收营养的能力差，所以体重减轻。血糖高是阴成形，我们用阳化气的方法，即补肾阳、补脾阳、补小肠火。当脾、肾功能正常时，它们对血糖的消化、吸收、代谢等功能就正常，血糖自然也正常。

【调理方向】 基础方加强阳化气的功能，另外还可以根据具体情况，对于阴伤比较严重的，可以适当加入养阴养血之品。

【中成药】 附子理中丸，金匮肾气丸。

【针刺】 左侧三阴交补法，右侧足三里泻法。

【艾灸】 关元、肾俞、脾俞。

2. 低血糖

【症状表现】 症状主要包括心悸、大汗，甚至神志改变。特殊群体，如新生儿、儿童、孕妇和老年人，低血糖可能会表现出特定的症状。

【金氏医理】 低血糖就是我们体内的元气弱，元气藏于肾，肾中的元阳之气不足，肾是先天之本，元阳虚弱。脾胃为后天之本，后天脾胃气弱，则化生精微的力量就会削弱，先天后天都出现问题，所以双重因素导致气血生化乏源，气血虚弱，

不能濡养全身，引起心悸、汗出等情况。根本原因还是因为寒湿阻碍脾肾阳气的升发，引起气血不足，治疗的时候还是要以祛寒湿为主，加强补肾、补脾的力量，同时应该适当补气补血。

【调理方向】基础方加补脾补肾，可适当加当归、黄芪、党参之类。

【中成药】附子理中丸，金匮肾气丸。

【针刺】左侧三阴交补法，右侧足三里泻法。

【艾灸】关元、肾俞、脾俞。

3. 高血脂

【症状表现】高脂血症，也称高血脂或血脂异常，通常指血浆中甘油三酯和（或）总胆固醇升高、低密度脂蛋白胆固醇升高和高密度脂蛋白胆固醇降低。该症的发生可见于不同年龄和性别的人群，尤其常见于50～69岁人群，有明显的遗传倾向。疾病的发病原因包括基因突变和多种环境因素，如不良饮食习惯、体力活动不足、肥胖等，以及其他疾病，如糖尿病、肾病综合征、肝脏疾病等。

【金氏医理】无论是脂肪肝还是高血脂，都是阳气太虚导致的。比如猪油，当温度较高时是液体状态，低温时是固体状态。血液里的血脂也是一样的，当阳气比较虚的时候类似凉猪油，这个时候血脂就高了，脂肪沉积在肝上就是脂肪肝、高血脂。只要是不该有的他有了，不该长的他长了，不该出现的出现了，都是阴成形。阴成形就是体内的阴气重、阳气虚。治疗方法就是阳化气，温肾阳、补脾阳、补小肠火。当阳气补足了，脂肪自然就化掉了。这个操作相当于把猪油放进热锅里化成水。

【调理方向】基础方加强利湿祛浊之品，如泽泻、山楂之类，同时加强阳化气的功能。

【中成药】附子理中丸，金匮肾气丸。

【艾灸】关元、肾俞、脾俞。

4. 肥胖

【症状表现】胖是指一定程度的明显超重与脂肪层过厚，是体内脂肪，尤其是甘油三酯积聚过多而导致的一种状态。由于食物摄入过多或机体代谢的改变而导致体内脂肪积聚过多，造成体重过度增长，并引起人体病理、生理改变或潜在改变。评定标准：肥胖度=（实际体重－标准体重）÷标准体重×±100%。

【金氏医理】病理和高血脂病理一样。肥胖就是不该高的高了，不该长的长了，不该有的有了，这也是阴成形。阴成形就是阴气重，阳气虚。治疗方法就是补阳化气。那些喝凉水长膘的原因是寒湿太重。采用祛寒湿、调升降的方法，慢慢就好了。肚脐是阴阳交合处，肚脐上为阳，下为阴，左升右降，升的堵在肚脐左，降的堵在肚脐右，所以肚子就胖了。治疗上，肚脐以下胖，应加强升的力量；肚脐以上胖，应加强降的力量。

【调理方向】基础方加强利湿祛浊之品，如泽泻、山楂之类，控制饮食，适当加强运动。

【中成药】附子理中丸，金匮肾气丸。

【艾灸】关元、肾俞、脾俞。

5. 高尿酸

【症状表现】高尿酸血症患者体内的尿酸盐结晶在关节滑膜、滑囊、软骨及其他组织中沉积，引起反复发作性炎性疾病，称为痛风，表现为痛风性急性关节炎、慢性关节炎、痛风石和关节畸形、痛风性肾病等。

【金氏医理】病理和高血脂的病理一样。当体内尿酸高的时候，是体内不该高的高了，这叫阴成形。像痛风是寒湿引起的不上升，瘀滞了，郁而化火下陷到下面引起关节的红肿热痛，一检查尿酸增高了。为什么吃海鲜、喝啤酒容易增高呢？因为海鲜、啤酒都是凉性的，让体内的寒湿更加严重，进而导致更加升不上去而下陷。治疗方法是温肾阳、补脾阳、补小肠火，尿酸自然就化掉了。

【调理方向】基础方加强利湿祛浊之品，如泽泻、山楂之类，同时加强温阳化气的功能。

【中成药】金匮肾气丸。

【艾灸】关元、肾俞、脾俞。

6. 高血压

【症状表现】大部分人没有症状，有的人表现为头晕脑涨、气往上冲、面部烘热、头重脚轻等。

【金氏医理】高血压是身体本身供血不足，于是心脏为了满足身体正常的血液需要，就加大压力去供血，这时候西医检查出来就是高血压，血压高的本是堵导致的压力。寒湿是万病之源，肾水寒导致肾水生肝木的能力变弱，肾水寒还会引起脾土湿、脾土板结硬，柔弱的肝木想升上去生心火就必须穿过脾土，现在穿不过板结硬的土就出现瘀滞，也就是气滞。气滞时间一长就郁而化火，就变成了肝火，肝火就在这里烧，肝阴肝血被肝火煎煮得越来越少，少到一定程度后，肝阴没法制住肝阳，这个时候就会肝阳上亢，于是就会出现头晕、头胀、头痛、头重脚轻等。

一检测就是高血压，并且这个高血压以为高压（收缩压）高为主。阴虚以后，阴不制阳就郁而化风，化风之后就感觉脚下没根，于是发晕，接着由气病发展为血病，这时候就容易出现瘀血，并且血液黏稠后沉淀在血管壁上，会让血管狭窄和硬化，时间久了会引起偏瘫，这就是心脑血管疾病的来源。

肾水寒会引起脾土湿，脾土湿会引起胃不降，胃不降的时候心火也降不下来，肺金也降不下来，胆也降不下来，这时候也会出现高血压，并且这个高血压以低压（舒张压）高为主。高压高是因为升得不好，低压高是降得不好。

【调理方向】高血压的情况一般都是寒湿比较重，吃药期间一定要注意饮食生活习惯的禁忌，忌生，忌凉，节房事，不熬夜，少喝酒等。坚持用西药和基础方一起，监测血压情况，看血压高低增加或减少西药的量，直至停用西药降压。继续巩固就吃中药，中药的服用疗程一般少则半年，多则一年以上。

【中成药】附子理中丸，金匮肾气丸。

【针刺】万能针法。

7. 甲亢

【症状表现】眼凸、手抖、心慌、汗多、易激动、烦躁、心动过速、乏力、怕热、多汗、体重下降、食欲亢进等，甲亢并不具备传染性。此外，部分患者会出现眼球突出的眼症，存在周期性瘫痪或肌无力，部分女性患有妊娠剧吐。

【金氏医理】眼睛瞪着，身体一直抖着，并且心慌、急躁易怒。寒湿为万病之源，肾水寒导致脾土湿，脾土湿导致脾土板结硬，肾水寒还导致肝木升发能力弱，柔弱的肝木穿不过板结硬的土，穿不过去就肝郁，肝郁时间久了就郁而化火变成肝火，肝火继续煎煮肝阴肝血，导致肝阴肝血越来越少，肝阴肝血少了还能养筋吗？筋缺了血液的濡养就出现了手抖，加上阴亏后郁而化风，风一吹抖得更严重。肝阴藏不住肝阳导致肝阳上亢，肝阳上亢后火就上眼睛了，导致眼压变高，于是眼睛就老死死地瞪着，直勾勾的感觉。肝阳上亢可以引起高血压，所以就出现头晕的现象，上边的火降不下来就上逆，这火扰了心就出现心慌、心悸，扰了神就失眠多梦。治疗就是在基础方上加养肝阴的药。

【调理方向】基础方加强右降，加之养肝阴的药（当归、熟地、白芍、阿胶、何首乌、女贞子、墨旱莲等）

【中成药】金匮肾气丸，消瘰丸。

【针刺】右侧足三里泻法。

8. 甲减

【症状表现】症状包括畏寒、乏力、细胞代谢率下降、心跳缓慢等，症状缺乏特异性且多发于老年人，因此往往被误诊为贫血或抑郁症。未得到及时治疗的甲减可引发多种并发症，如心力衰竭、抑郁症、周围神经病变、不孕不育等，严重者可危及生命。

【金氏医理】甲减就是露出了寒湿的本质，根据不同的情况用基础方加减即可，如果有情绪低落的情况可以加强左升，如果有黏液水肿的可以加入利水利湿之药。寒湿是万病之源，寒湿重的人，阳气也会虚，阳气虚了，肾总管一身之阳气，那么肾中之阳气也会受到损伤。肾阳虚、肾水寒、脾土湿，这一圈恶性循环又出现了，所以甲减就是寒湿的本相，寒湿露了出来，治疗用基础方就行了。

【调理方向】基础方加强祛寒湿之力度。

【中成药】附子理中丸，金匮肾气丸。

【针刺】上午扎左侧三阴交用补法，下午扎右侧足三里穴用泻法。

9. 甲状腺结节

【症状表现】有些患者可以触摸到自己颈部前方的结节。在大多情况下，甲状腺结节没有任何症状，甲状腺功能也是正常的。甲状腺结节进展为其他甲状腺疾病的概率只有1%。有些人会感觉到颈部疼痛、咽喉部有异物感，或者存在压迫感。当甲状腺结节发生囊内自发性出血时，疼痛感会更加强烈。

【金氏医理】之前就说过，囊肿、结节、癌症这类疾病在中医看来，都是阴成形引起的，什么是阴成形呢？冬天的时候，气温下降至零度，北方外面的河流是不是基本结成了冰块。流动的水不用东西盛根本就拿不起来，当水变成了冰，这个时候是不是成了一块一块的，手可以直接拿起来，这个时候的水是不是就有了具体的形状。所以说这个就是阴成形。

那阴成形的原因是什么呢？从天气来说就是温度低，气温下降导致的。从人体来说也是一样的，我们人体的温度来源于什么，来源于阳气。阳气不足，寒湿重，那阴液不能正常温化，逐渐就会形成有形之物，囊肿、结节甚至癌症不就逐渐出现了嘛。那么明白了医理，这个时候治疗方法就很简单，祛寒湿、温阳就好了。

【调理方向】基础方加强温肾阳、升肝阳、补脾阳的力量。

【中成药】附子理中丸，金匮肾气丸。

【针刺】上午扎左侧三阴交用补法，下午扎右侧足三里穴用泻法，也可以用消瘤针法。

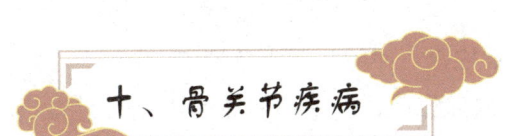

十、骨关节疾病

1. 风湿病

【症状表现】风湿病大多有关节病变和症状,可高达70%～80%,约50%仅有疼痛,重则有红、肿、热、痛及功能受损等全面炎症表现;多为多关节受累。侵及关节大小视病种而有不同。

【金氏医理】风湿病在中医其实叫痹证,痹证是以肢体关节、筋骨、肌肉等处发生疼痛、酸楚、重着、麻木,或关节屈伸不利、僵硬、肿大、变形及活动障碍为主症的疾病。西医学中的风湿性关节炎、类风湿关节炎、骨关节炎、强直性脊柱炎、痛风、坐骨神经痛、肩关节周围炎等属本病的范畴,可参考辨证论治。

肝主风、脾主湿、肾主寒,风寒湿三种邪气,一起为患形成本病,病根在肝、脾、肾,肝、脾、肾正常情况下都是要升的(即左升),这个时候因为左升的动力不足了,加上寒湿重,进一步加重了左升不及的情况,所以祛寒湿、调升降一样适用于风湿病。用基础方的同时加上制川乌、制草乌,制附子、制川乌、制草乌这三个药有加强祛寒湿的功效,同时还能通经止痛,缓解症状。

【调理方向】基础方加强祛寒湿通经络的药物,因为方子当中的制附子、制川乌、制草乌是一起使用的,建议用黑豆、蜂蜜等一起提前煎煮2小时,以确保用药的安全。

【中成药】附子理中丸,金匮肾气丸。

【针刺】万能针法。

【艾灸】关元、肾俞、脾俞。每次可以艾灸半小时至1小时,配合督脉贴效果更好。

2. 腰椎间盘突出症、颈椎病、骨质增生

【症状表现】腰椎间盘突出症表现为坐骨神经痛,下肢麻木和马尾综合征。如果出现大小便异常、鞍区感觉异常等情况,需要及时就医。诊断主要依赖患者的

症状、体征和影像学检查，如磁共振成像等。

颈椎病表现为颈部疼痛、僵硬、四肢麻木无力、头晕、恶心、呕吐等。严重时可表现为视物模糊、心动过速及吞咽困难等。

强直性脊柱炎早期症状通常是在腰骶部出现疼痛，以及早晨醒来后，身体主要是脊柱部位僵硬，半夜痛醒，翻身困难，活动后减轻。随病情进展，由腰椎向胸、颈部脊椎发展，出现相应部位疼痛或脊柱畸形。

【金氏医理】患有颈椎病、腰椎间盘突出症、脊柱强直炎的人有个特点就是寒湿重。肾主骨，无论是腰痛也好，颈椎痛也罢，它们都在督脉上。督脉是阳脉之海，这说明阳气虚。所以腰椎病、颈椎病单纯靠扎针的外治法很难取得远期的效果，容易复发，应该祛寒湿、调升降、补肾。用基础方就可以。

如果是强直性脊柱炎，应在基础方的基础上加制川乌、制草乌，因为这个寒太狠了，强直是什么？比如你在后面给这个人打招呼，他不能转头看你，而是转过身子看，这就是强直的症状。

腰椎间盘是不是有肉有筋？当你受了寒导致内寒引动外寒的时候，这个肉就开始挛缩，前面的筋使劲拉，导致后边突出，后面的筋拉，就导致前边突出，所以要驱寒。如果狭窄了，这就是阴成形，治疗方法就是阳化气。在不是很严重时采用温阳化气就会慢慢化掉。

骨质增生又叫类骨质增生，这是怎么回事呢？骨头上附着筋和肉，如果受寒发生挛缩的现象，筋拉扯导致骨头的牵拉力变大。骨头的膜为了对抗这个额外拉力就会沉积钙，时间久了就出现了骨质增生，这时候如果你把拉紧的筋的寒解决了，那么拉力就没了，增生也会在一两年内慢慢消失。

【调理方向】腰为肾之府，基础方加补肝肾、强筋骨之品，寒湿重者可以加强祛风湿、通经络之品。

【针刺】万能针法。

【艾灸】关元、肾俞、脾俞。督脉灸连续贴1周。

十一、精神类疾病

1. 抑郁症

【症状表现】情绪低落、兴趣减退、精力缺乏，也存在一些早期症状，如反应慢、思维迟缓、记忆力下降等，不过这些都会存在个体差异。

【金氏医理】抑郁症其实就是肝郁，抑郁症是升得不好，是因为升不上去引起的，左升的力量以及动力弱，导致肝郁不能穿过脾土去生火，形成正常的气机升降，一气周流没办法通畅，出现情绪低落、悲观、思虑过多等情况。这种情况的根本在于寒湿、肾水寒、脾土湿上面，肾水寒导致左升的动力弱，也导致脾土不能被肾阳所温养，从而引起脾土湿。肝气这时候一方面因为动力不足，另一方面因为脾土湿，更没有办法去升、去破土而出，就郁结在那里，影响气机的疏泄，情绪的散发，导致抑郁症的产生。所以治疗思路很简单，祛寒湿、调升降即可。

【调理方向】基础方可以稍微加强左升的力量。

【中成药】金匮肾气丸。

【针刺】左侧三阴交补法。

2. 焦虑症

【症状表现】强烈、过度和持续的担忧和恐惧，紧张不安伴随心率加快、睡眠困难、肠道问题等。患者行为上可能表现出坐立不安、四肢轻微震颤、肌肉紧张抽动、运动僵硬、气促、窒息感等。

【金氏医理】焦虑症是降得不好，总的来说就是阳气升上去，整个人处于阳亢的状态，阳气过于亢奋，而且右降不及，不能把左升的力量、该降的热量通过右降降到下面，温煦肾水，从而出现惊恐、慌张等情况。那么，为什么会出现右降不及呢？大家知道，胃是人体最大的降机。胃降得不好，心、肺、胆等脏腑的右降就会受到影响，胃不降的原因是因为脾不升，脾不升的原因是因为肾水寒，肾阳不足，先天不能滋养后天，阳气不足，水湿就会停聚，引起脾土湿且板结硬。所以，焦虑

症可以采用祛寒湿、调升降，加强右降的力量，把中焦脾胃升降的枢纽打通，自然就好了。

【调理方向】基础方可以稍微加强右降的力量。

【中成药】附子理中丸。

【针刺】右侧足三里泻法。

3.双向情感障碍

【症状表现】又名双相障碍，是一种既有躁狂症发作，又有抑郁症发作（典型特征）的常见精神障碍，首次发病可见于任何年龄。当躁狂发作时，患者有情感高涨、言语活动增多、精力充沛等表现；而当抑郁发作时，患者又常表现出情绪低落、愉快感丧失、言语活动减少、疲劳迟钝等症状。

【金氏医理】双向情感障碍是一会儿肝郁一会儿肝火，肝郁时间久了就会产生肝火，而当肝火和肝郁同时存在的时候，就会表现为一会儿肝郁，即出现情绪低落、抑郁、悲观等情绪。当肝火主导身体的时候，就会出现躁狂的情况，言语增多、精力充沛、情绪高涨等。那为什么会出现这么复杂的情况呢？首先，这个人肯定是寒湿比较重。其次，肝郁化火之后，肝火就会出现三种情况：一是肝阳上亢；二是在肝内灼烧；三就是肝火下陷。其实源头是因为肝郁、脾土湿且板结硬、肾水寒和肾阳虚。标是肝火，而本是寒湿。千万不要去火，这样就是治标损本。要温肾阳、补脾阳、升肝阳，水生木、木去生火了，那么肝郁就好了，没有肝郁，就不会有肝火了，病自然就慢慢好了。

【调理方向】这时候可以加强右降，用大基础方配合养阴活血兼能清血热之品，就能达到很好的效果。

【中成药】附子理中丸，金匮肾气丸。

【针刺】万能针法（神志病针）。

第九章
各脏腑用药

五脏六腑药性归类表

一、肝	
补肝血	当归、白芍、熟地黄、制首乌、阿胶
滋肝阴	山萸肉、制首乌、女贞子、阿胶、龟甲、鳖甲
温肝寒	吴茱萸、肉桂、荔枝核
清肝热	龙胆草、菊花、决明子、夏枯草
平肝潜阳	生龙牡、石决明、珍珠母、磁石
息肝风	天麻、钩藤、全蝎、蜈蚣、僵蚕
疏肝解郁	柴胡、薄荷、香附、郁金

二、胆	
清胆热	龙胆草、竹茹

三、心	
养心血	柏子仁、龙眼肉、大枣
助心阳	桂枝、肉桂、附子、薤白、干姜
益心气	人参、灵芝
滋心阴	酸枣仁、麦冬、百合、大枣
镇心神	朱砂、琥珀
开心窍	菖蒲、远志、牛黄

四、小肠	
温小肠	小茴香、肉桂
清小肠热	淡竹叶、赤小豆、灯心草、木通

五、脾	
健脾	茯苓、白术、苍术
醒脾	藿香、佩兰、砂仁
温脾	干姜
燥脾湿	白术、苍术
升提中气	黄芪、升麻

六、胃	
养胃阴	玉竹、麦冬、石斛
降胃气	枳壳、半夏、丁香、木香、佛手
清胃热	石膏、黄连、芦根

七、肺	
补肺阴	麦冬、沙参
补肺气	人参、黄芪
降肺气	陈皮、杏仁、苏子、苏梗
散肺寒	麻黄、细辛、生姜、白芥子
清肺热	石膏、浙贝母、桑叶、黄芩

八、大肠	
温大肠	肉豆蔻
清大肠热	大黄、地榆、白头翁、马齿苋
润肠燥	当归、肉苁蓉、郁李仁、火麻仁
涩大肠	诃子、赤石脂、石榴皮

九、肾	
滋肾阴	石斛、黄精、女贞子、桑葚
温肾阳	附子、菟丝子、巴戟天、淫羊藿、肉苁蓉、锁阳
壮筋骨	杜仲、桑寄生、续断、狗脊、牛膝
泻肾火	知母、黄柏

十、膀胱	
清膀胱湿热	泽泻、木通、车前子、滑石